図解 孤独は脳に悪い

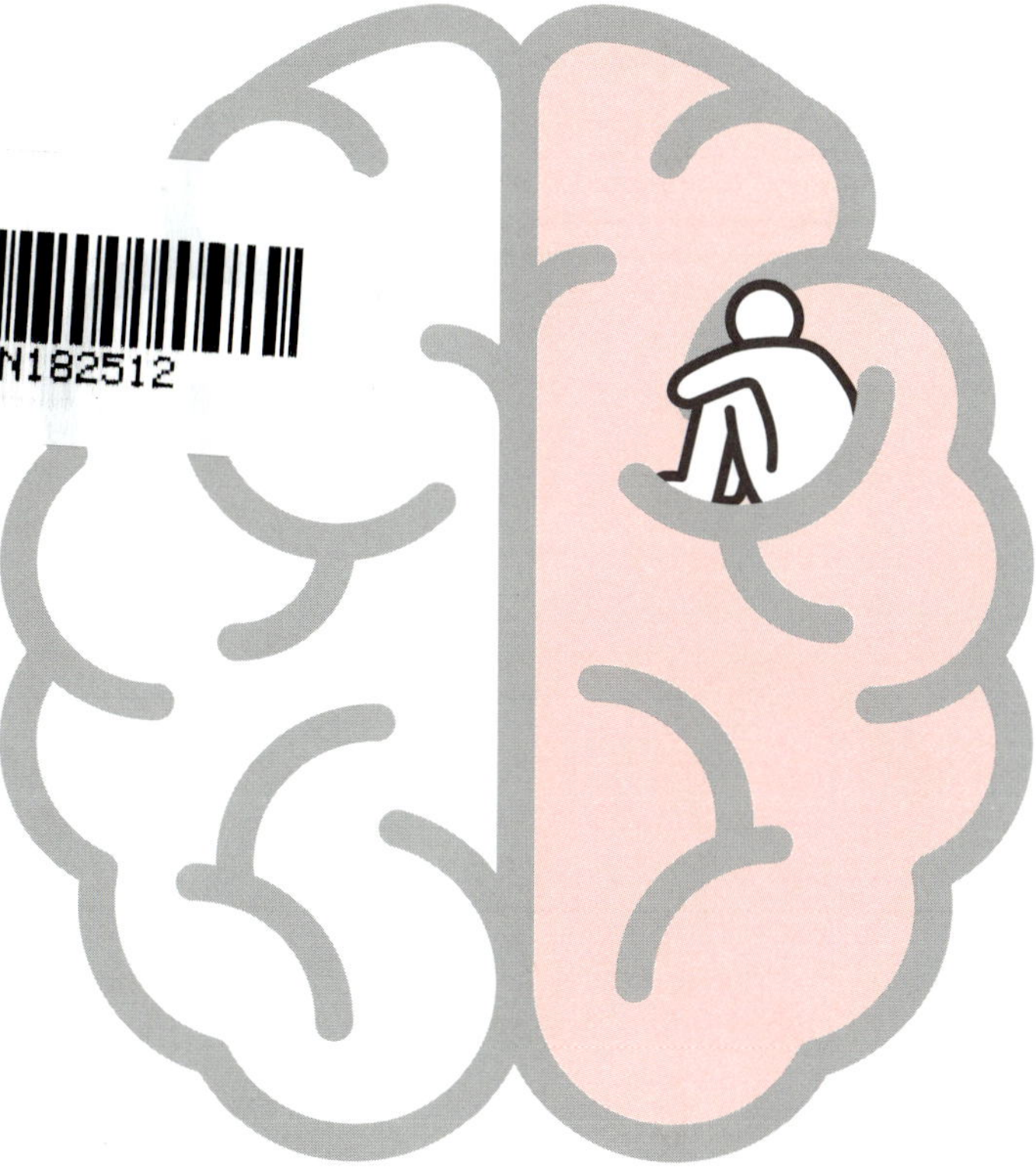

理学博士
髙島明彦

マンガでわかる 脳の老化のサインって？

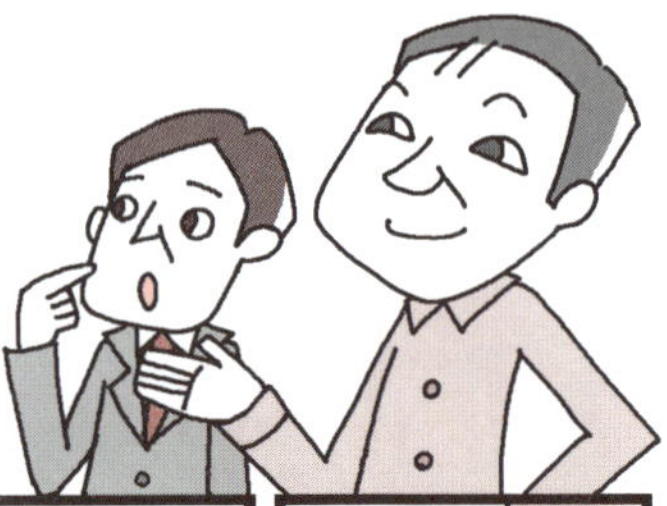

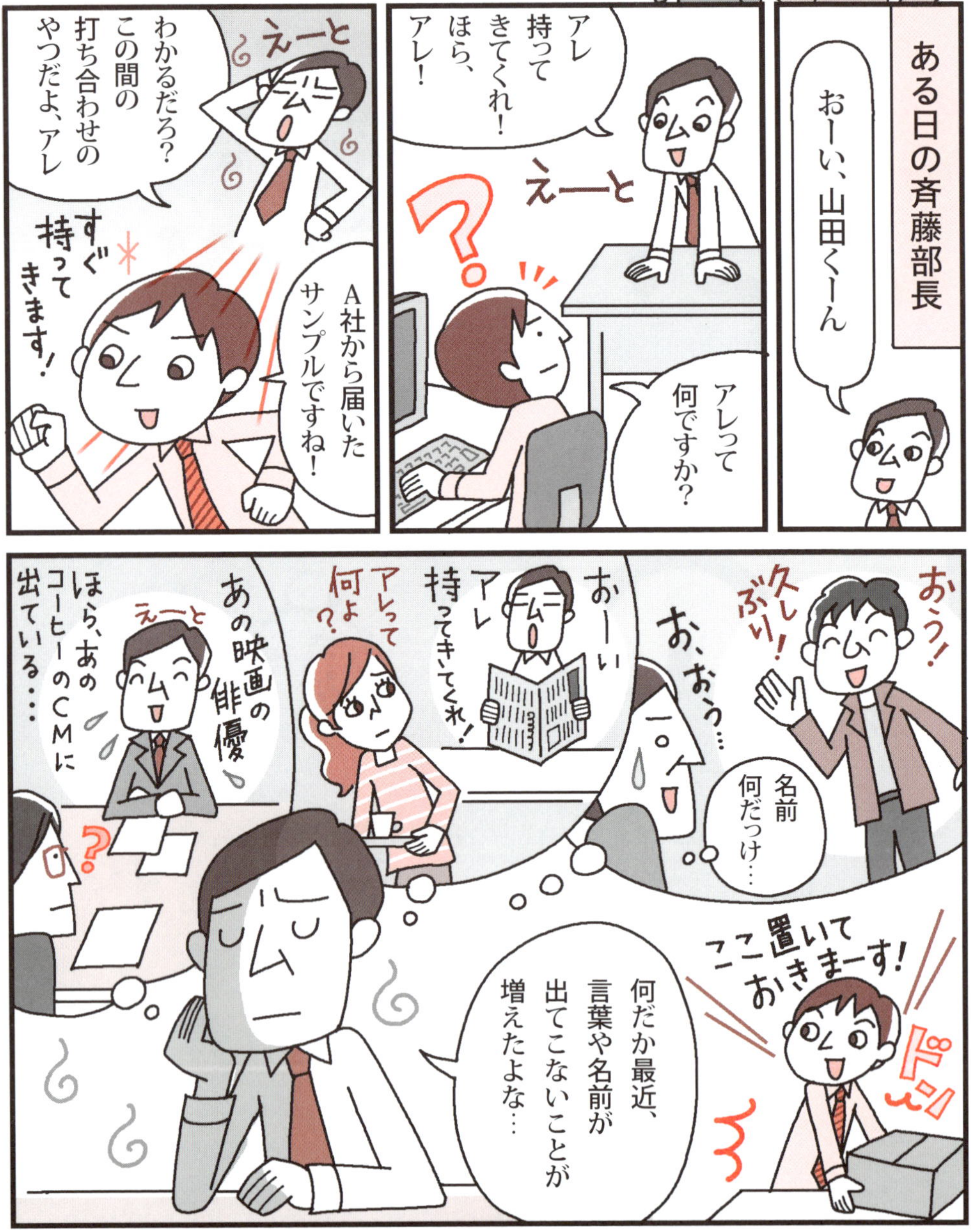

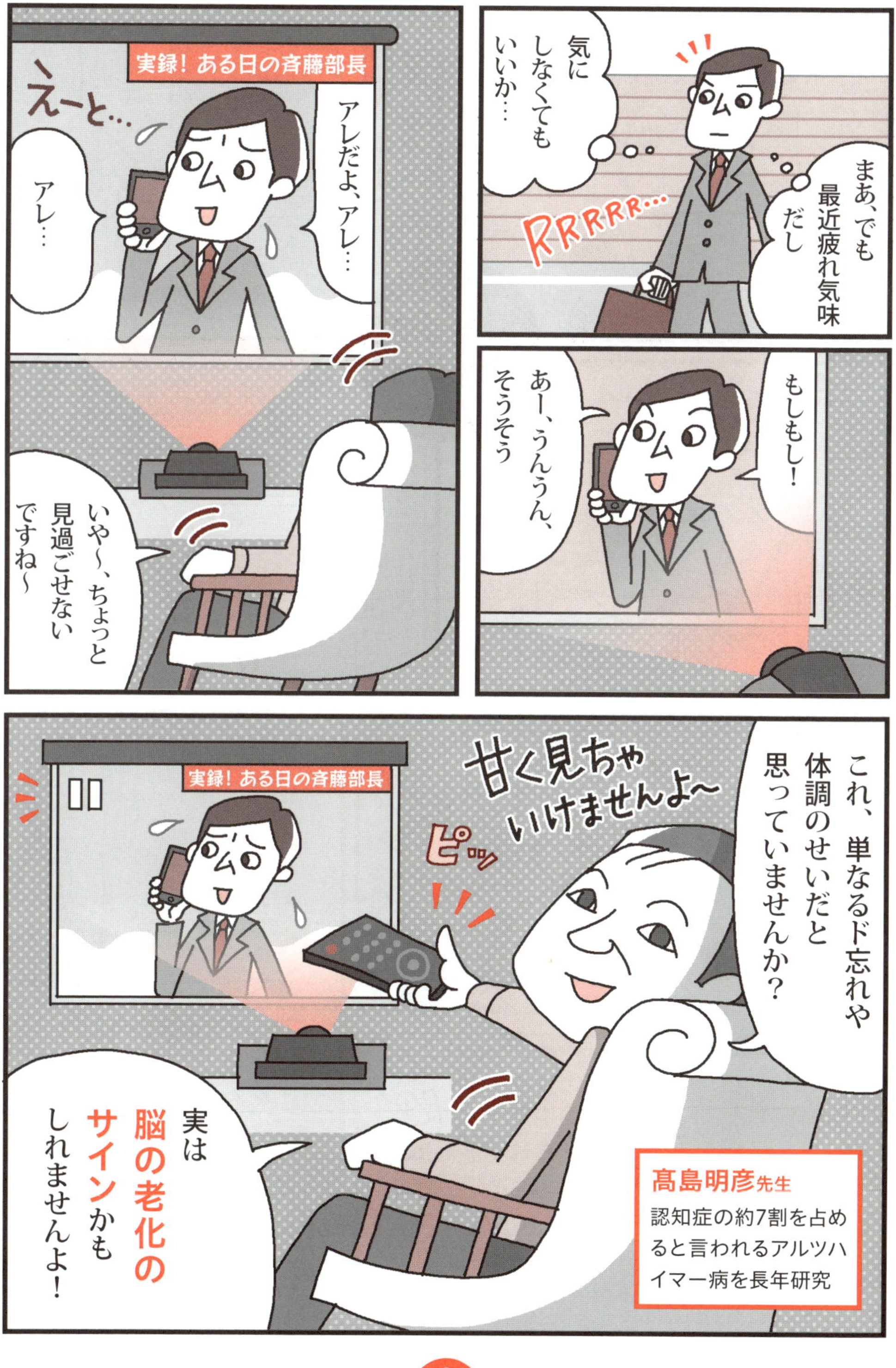
まあ、でも最近疲れ気味だし
気にしなくてもいいか…
RRRRR…
もしもし！
あー、うんうん、そうそう
実録！ある日の斉藤部長
アレだよ、アレ…
アレ…
えーと…
いや〜、ちょっと見過ごせないですね〜
これ、単なるド忘れや体調のせいだと思っていませんか？
甘く見ちゃいけませんよ〜
ピッ
実録！ある日の斉藤部長
実は脳の老化のサインかもしれませんよ！
髙島明彦先生
認知症の約7割を占めると言われるアルツハイマー病を長年研究

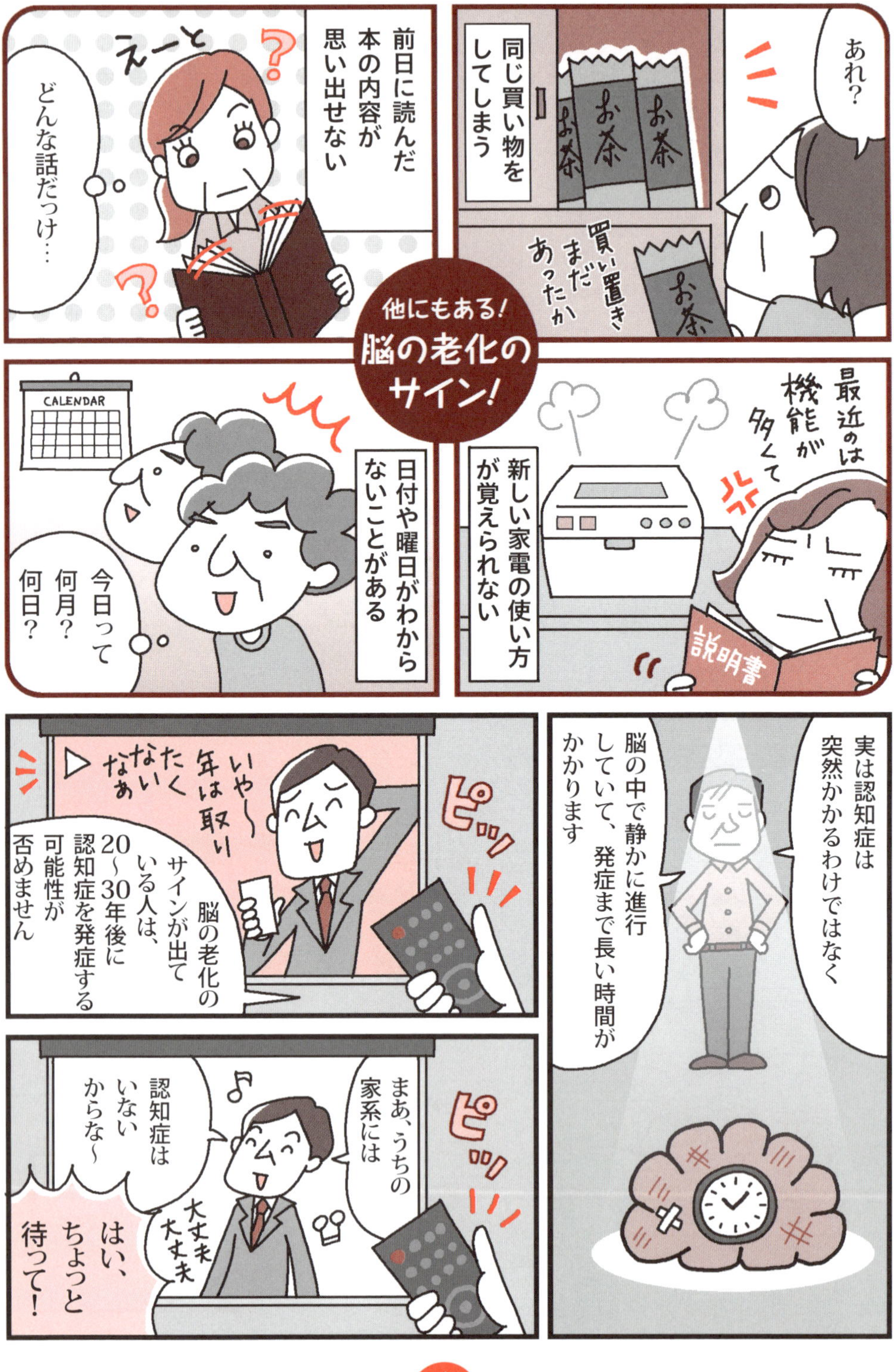

同じ買い物をしてしまう
あれ?
お茶
お茶
お茶
お茶
買い置き、まだあったか
前日に読んだ本の内容が思い出せない
えーと
どんな話だっけ…
他にもある!
脳の老化のサイン!
新しい家電の使い方が覚えられない
最近のは機能が多くて
説明書
日付や曜日がわからないことがある
CALENDAR
今日って何月?何日?
実は認知症は突然かかるわけではなく
脳の中で静かに進行していて、発症まで長い時間がかかります
いや〜年は取りたくないなあ
ピッ
脳の老化のサインが出ている人は、20〜30年後に認知症を発症する可能性が否めません
まあ、うちの家系には
ピッ
認知症はいないからな〜
大丈夫大丈夫
はい、ちょっと待って!

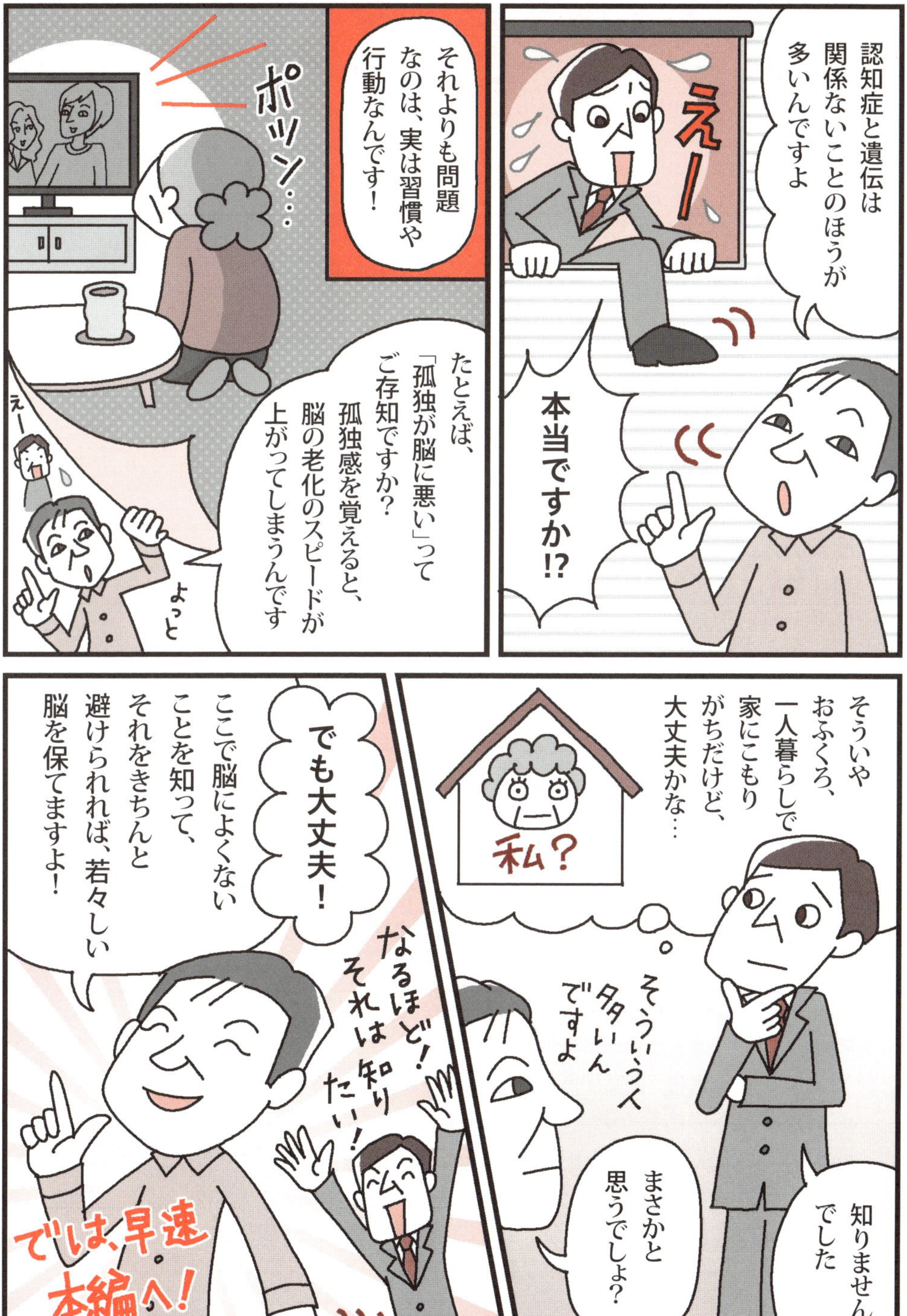
認知症と遺伝は関係ないことのほうが多いんですよ
えー!
本当ですか!?
それよりも問題なのは、実は習慣や行動なんです!
ポツン…
たとえば、「孤独が脳に悪い」ってご存知ですか? 孤独感を覚えると、脳の老化のスピードが上がってしまうんです
えー
よっと
そういやおふくろ、一人暮らしで家にこもりがちだけど、大丈夫かな…
私?
そういう人多いんですよ
まさかと思うでしょ?
知りませんでした
でも大丈夫!
ここで脳によくないことを知って、それをきちんと避けられれば、若々しい脳を保てますよ!
なるほど! それは知りたい!
では、早速本編へ!

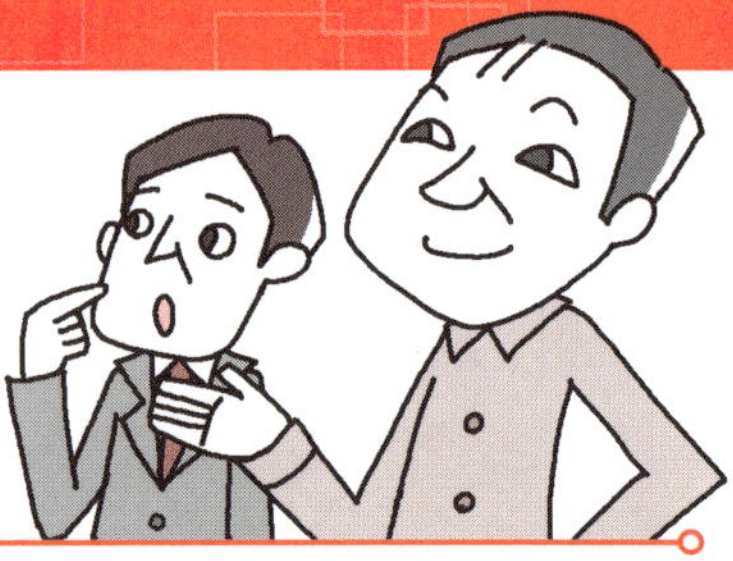

CONTENTS 目次

CHAPTER

1

孤独は脳に悪い

Contents

50歳以降に一人暮らしをしている人が認知症になるリスクは、パートナーと同居している人の約2倍！

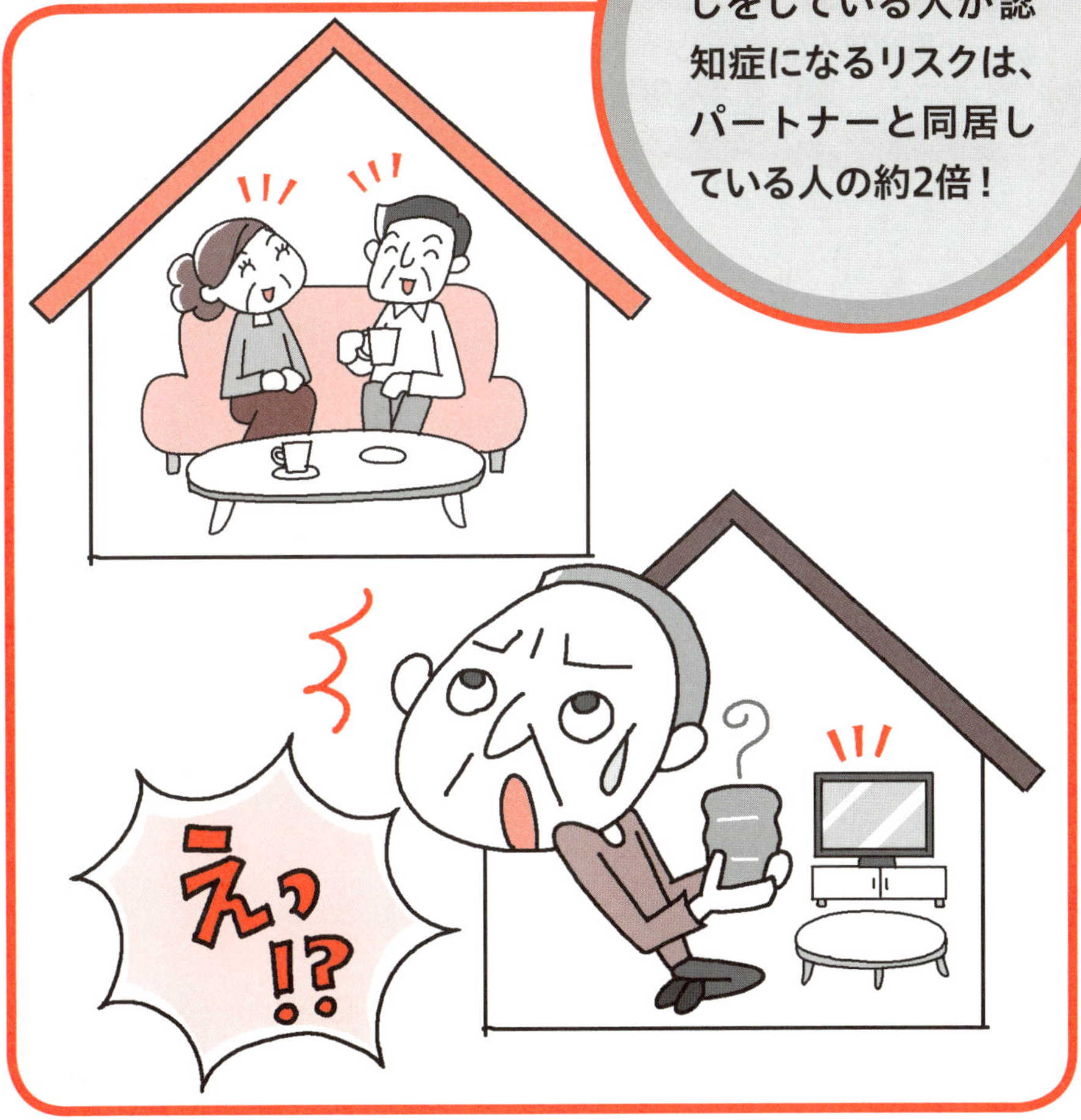

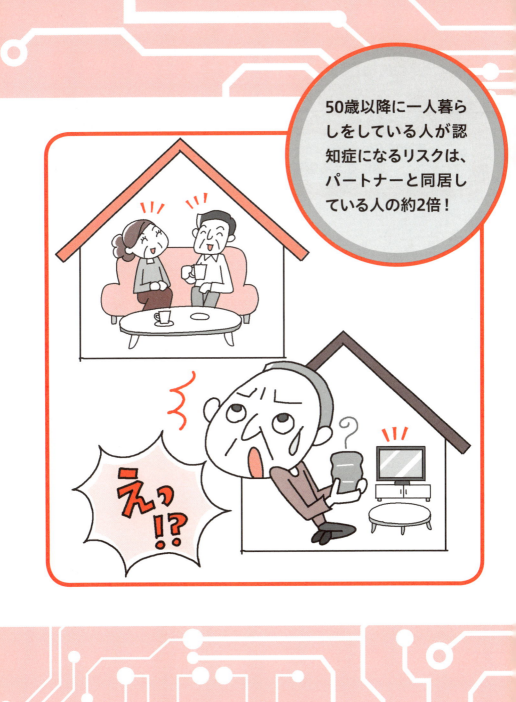

CHAPTER 1-1

ストレスを受けると、脳はどんどん老化する

仕事や日々の生活の中で、だれしもが感じる「ストレス」が脳に与える影響を知っておきましょう。

みなさんは、毎日の生活の中でストレスを感じることがあるでしょうか？

多くの方は、**仕事をしていて、あるいは周囲との人間関係**などで、なにがしかのストレスを感じているのではないかと思います。**病気やケガで痛みを感じるとき**や身体的に無理をしているときなどにも、ストレスを感じることがあるでしょう。

実はこのストレスが、脳の老化を速めてしまうのです。

ストレスを感じると、まず血中にアドレナリンというホルモンが放出されます。一方で、アドレナリンによる反応を抑えるため、コルチゾールというホルモンも放出されます。そして、コルチゾール濃度が上がると、**脳内では「海馬」という記憶をつくる部位が萎縮し始める**のです。

「ストレスはすべて悪」というわけではなく、適度な刺激になる程度であれば問題ありません。

しかし、**強いストレスを受け続けることは、脳にとって大変よくないこと**です。社会的ストレスを無理に我慢し続けることは、「百害あって一利なし」だということを頭に入れておきましょう。

CHECK POINT

★仕事のストレス、人間関係のストレス、病気やケガによる痛みのストレスなどは、脳の老化を速める

★強いストレスを我慢し続けるのは、脳にとっては「百害あって一利なし」

図1-1

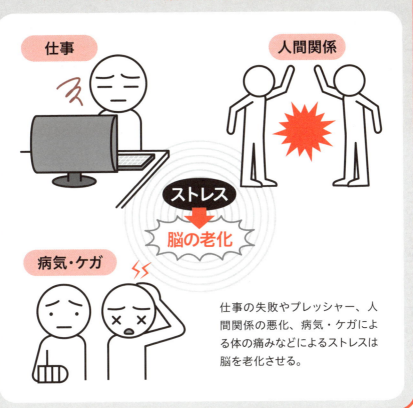

ストレスが脳の老化を促進する

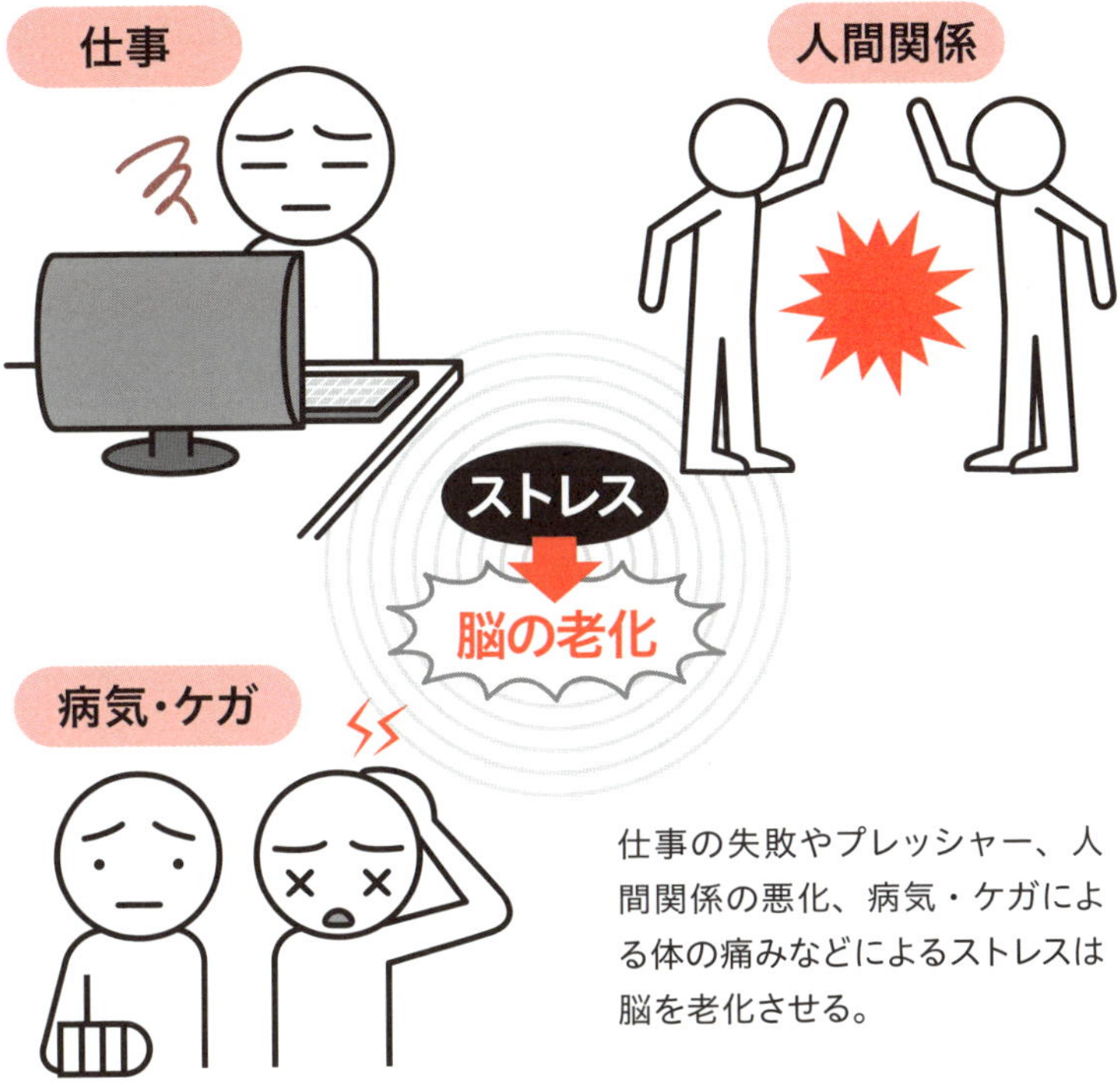
仕事
人間関係
ストレス
脳の老化
病気・ケガ

仕事の失敗やプレッシャー、人間関係の悪化、病気・ケガによる体の痛みなどによるストレスは脳を老化させる。

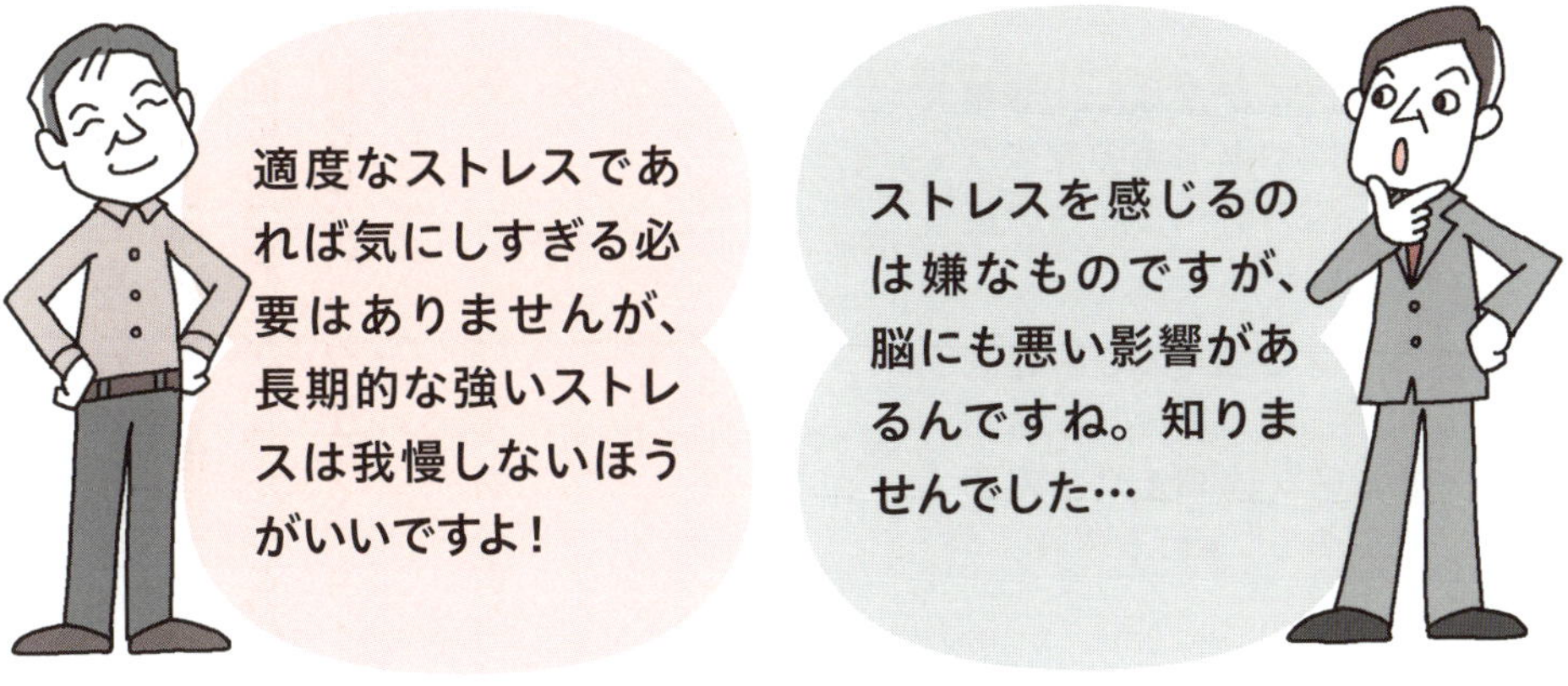
適度なストレスであれば気にしすぎる必要はありませんが、長期的な強いストレスは我慢しないほうがいいですよ！
ストレスを感じるのは嫌なものですが、脳にも悪い影響があるんですね。知りませんでした…

CHAPTER 1-2

うつ病を経験すると、認知症リスクが高くなる

身近な病気である「うつ病」について、脳の老化を加速し、認知症のリスクを高めることを理解しておきましょう。

うつ病も、認知症のリスク要因の一つです。うつ病でも海馬の萎縮が見られますし、脳血流が減るために脳の老化と同様の反応が起き、判断力や集中力も低下します。

うつ病にかかったことがある方は、うつの症状が治まったからといって、安心はできません。一度起きた海馬の萎縮や脳血流の低下が、完全にもとに戻るわけではないからです。**脳の老化が加速された分、高齢になってから認知症になるリスクは高まっている**と考えられます。

うつ病が認知症の危険因子であることは、疫学研究からも明らかになっています。オランダのエラスムス大学で60〜90歳の486人を対象に6年間の追跡調査を行ったところ、**うつ病にかかったことのある人は、かかったことのない人に比べ、認知症リスクが2・34倍**でした。**60歳以前にうつ病にかかったことがある人はさらにリスクが高く、3・76倍**にもなったのです。

うつ病にかかった経験のある人が認知症になった場合、病状がより速く進むとも言われています。うつ病の病歴がある方は、認知症予防に力を入れることが望ましいでしょう。

CHECK POINT

- ★うつ病にかかると、海馬の萎縮や脳血流の減少など、脳の老化と同様の反応が起きる
- ★うつ病が治っても脳の老化が加速した分だけ認知症リスクは高まり、認知症になると進行も速い

図1-2 うつ病経験者は、認知症リスクが未経験者の2.34倍！

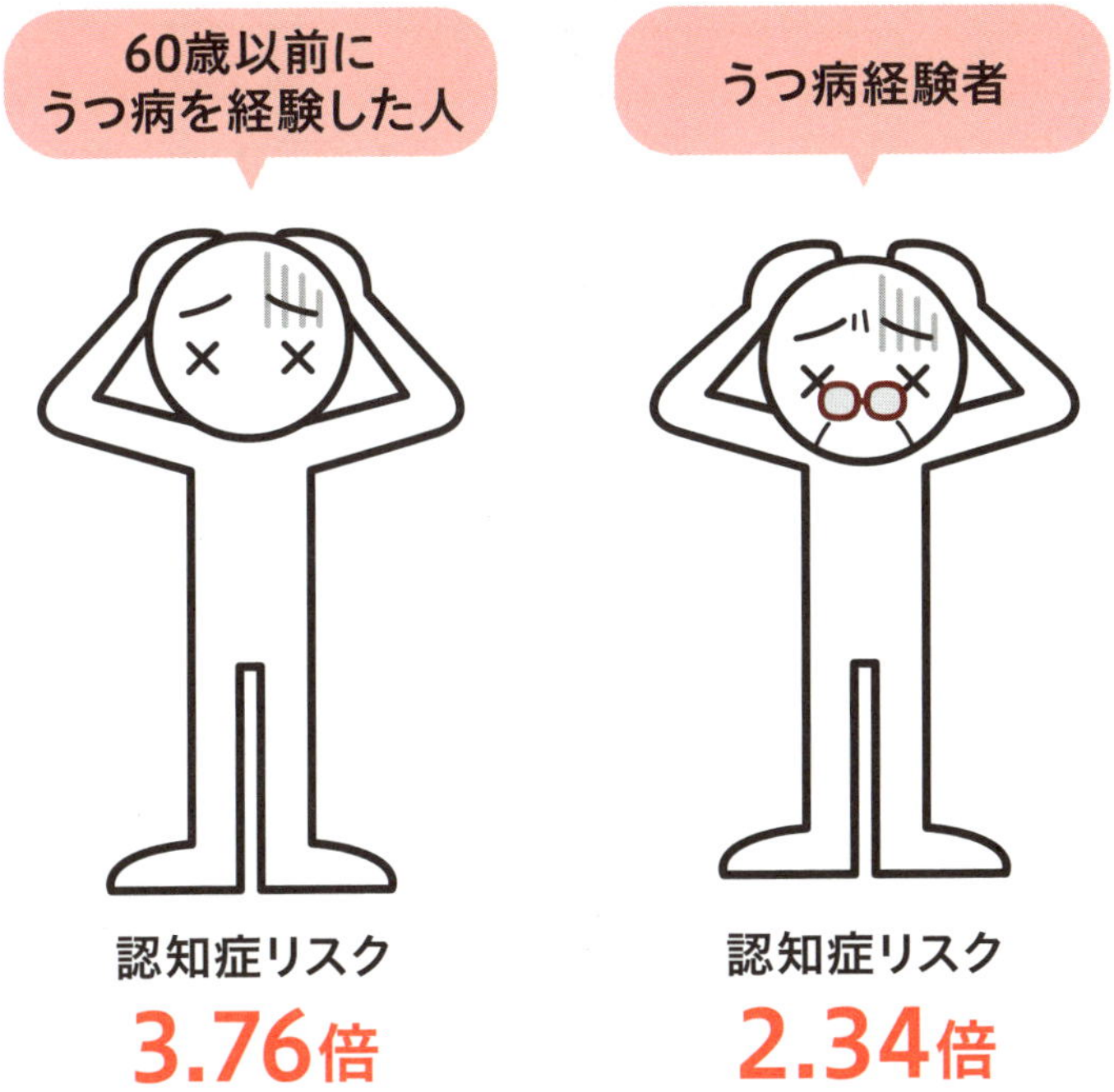
60歳以前に
うつ病を経験した人
認知症リスク
3.76倍
うつ病経験者
認知症リスク
2.34倍

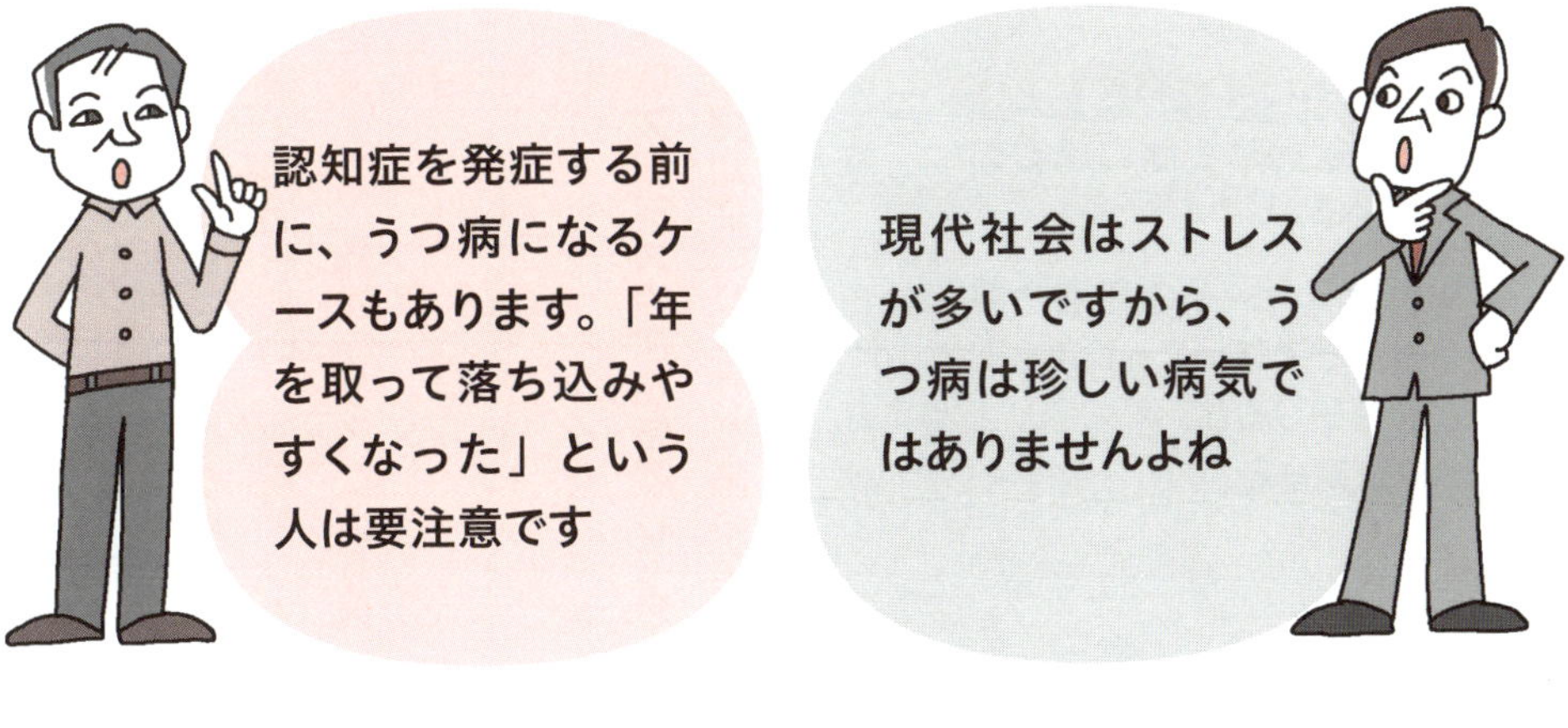
認知症を発症する前に、うつ病になるケースもあります。「年を取って落ち込みやすくなった」という人は要注意です
現代社会はストレスが多いですから、うつ病は珍しい病気ではありませんよね

孤独を感じることは脳に悪い

ネガティブな感情は、脳に悪影響を与えます。パートナーを失うなどして「孤独」を感じている人は、要注意です。

ネガティブな感情を抱く状態では脳は総じて同じような反応を示します。その意味で注意したいのが、**孤独は脳に悪い影響を与える**、ということです。

ここで言う孤独とは、一人暮らしのような外形的な状況ではなく、「**本人が孤独であると感じるかどうか**」「**周囲から疎外されていると感じるかどうか」といった主観的な部分**です。一人で過ごす時間が長くても、もともと内向的であまり孤独感を抱かなければ問題ありません。

フィンランドで行われた研究では、50歳以降に一人暮らしだった人が認知症になるリスクは、パートナーと同居している人に比べて約2倍、「結婚後、離婚して独身をつらぬいた人」に限ればリスクが3倍高いことがわかっています。

より深刻なのは「**50歳より前に死別や離婚で伴侶を失い、独身をつらぬいた人」で、認知症リスクは6倍**にまで高まります。これは、若いときにパートナーを失うことによって精神的に大きなショックを受けており、**強いストレスや孤独を感じてきたことが認知症のリスクを高めた**と考えられています。

CHECK POINT

★主観的に「孤独だ」と感じる状態は、脳に悪影響を及ぼす

★パートナーとの死別や離婚などで強いストレスや孤独を感じると、認知症リスクが高まる

図 1-3

「孤独」かどうかは主観で判断する

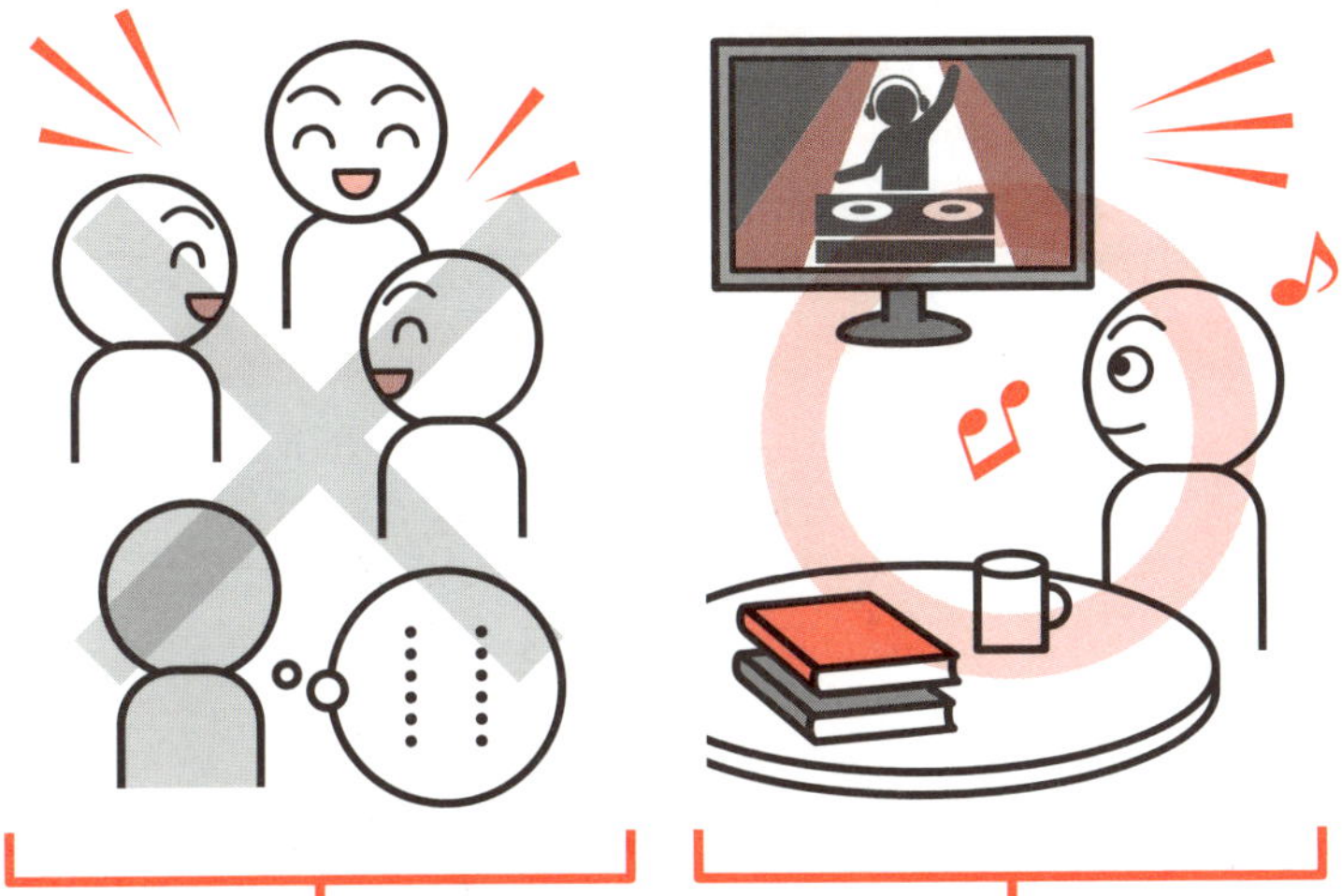

「孤独だ」と感じるかどうか
周囲から疎外されていると感じるかどうか

一人暮らしで孤独を感じない人もいれば、
誰かと一緒に暮らしていても孤独を感じる人もいる

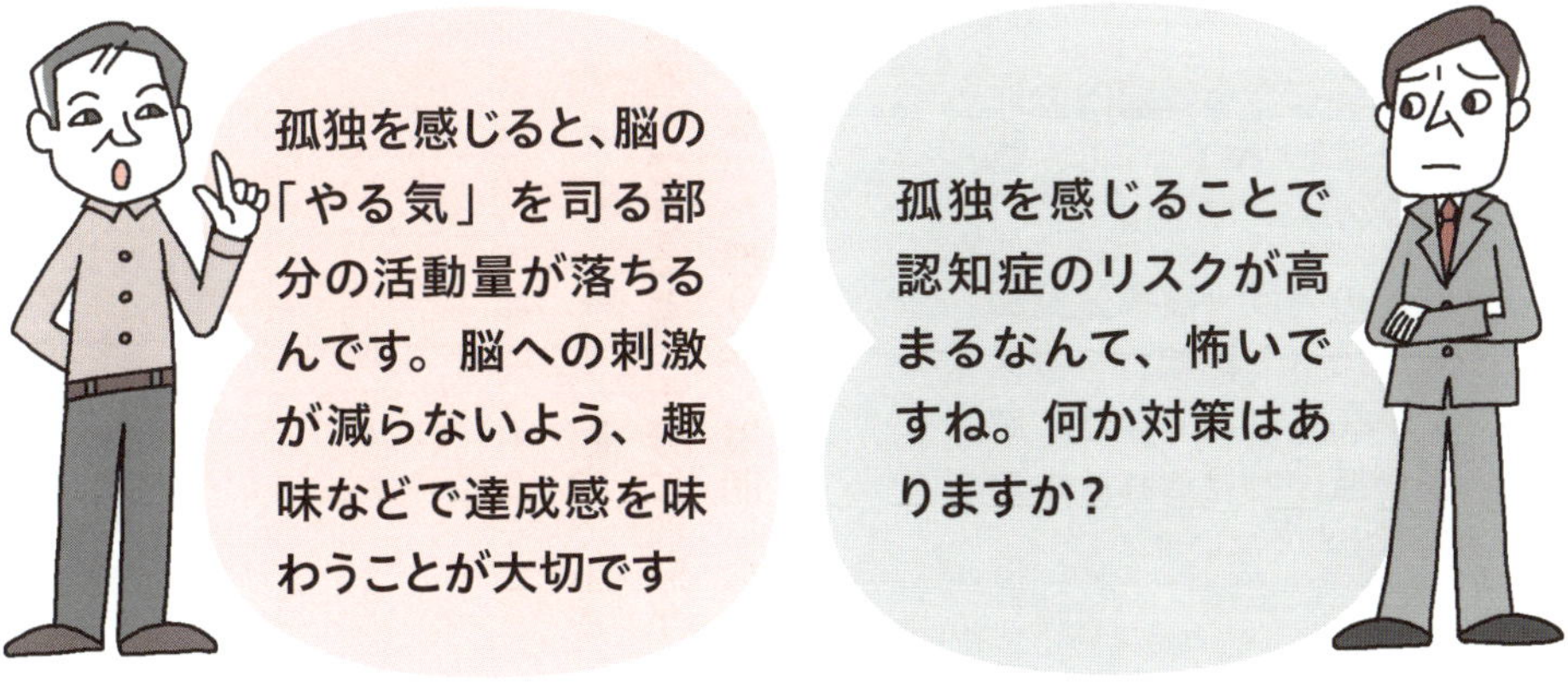
孤独を感じると、脳の「やる気」を司る部分の活動量が落ちるんです。脳への刺激が減らないよう、趣味などで達成感を味わうことが大切です
孤独を感じることで認知症のリスクが高まるなんて、怖いですね。何か対策はありますか？

肥満の人、糖尿病の人は認知症になりやすい

太ったり糖尿病になったりすると、身体への負担になるだけでなく、脳にも悪影響があります。

生活習慣病は、認知症のきっかけになるほか、病状を進行させる要因にもなります。

たとえば糖尿病患者は認知症になることが多く、**糖尿病の95％以上を占める「Ⅱ型糖尿病」にかかっている人の場合、認知症リスクが1.2〜2.3倍**になることがわかっています。糖尿病になると血管がぼろぼろになりますが、脳の中でも神経の突起に沿った血管が詰まってしまうのです。

肥満が認知症リスクを高めることもわかっています。アメリカのジョンズ・ホプキンス大学の研究によれば、**肥満の人は標準体重の人と比較して、認知症リスクが80％増加**します。また、認知症を発症した人のうち21％は肥満が原因と見られることなども明らかになっています。

肥満の人ほど認知症になりやすいのは、糖尿病になることが多いからでしょう。また、高脂血症になれば動脈硬化が引き起こされやすく、ひいては脳梗塞等の原因にもなることはよく知られています。**脳内で小さな脳梗塞ができると、十分に血液が届かなくなった部分は、機能しなくなってしまう**のです。

CHECK POINT

★糖尿病になると脳内の血管が詰まりやすくなり、認知症のリスクが高まる

★肥満の人は、標準体重の人に比べて認知症のリスクが80％も高くなる。肥満が原因と見られる認知症も少なくない

図1-4 肥満の人は糖尿病になることも多く、注意が必要

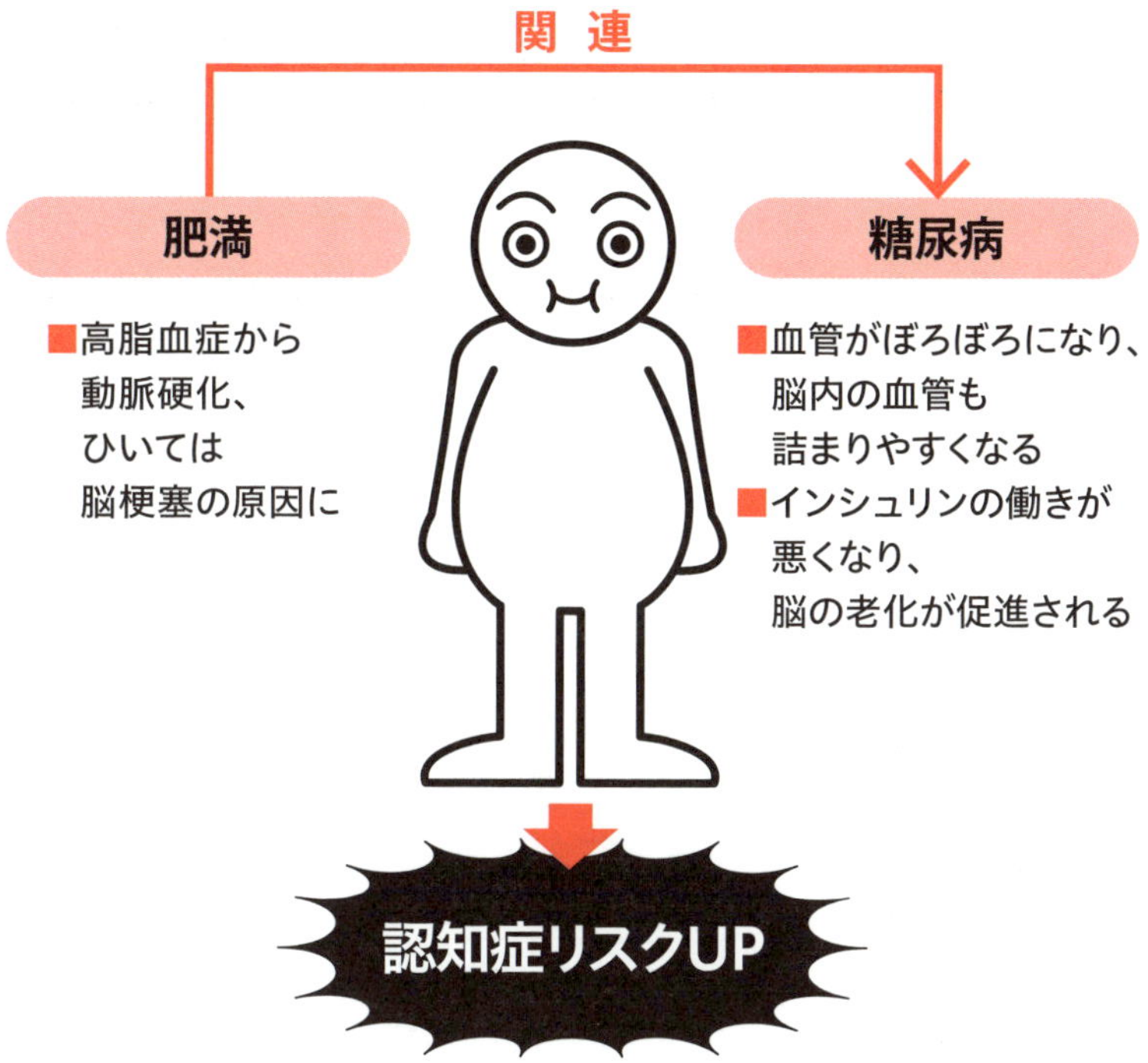
関連
肥満
■高脂血症から動脈硬化、ひいては脳梗塞の原因に
糖尿病
■血管がぼろぼろになり、脳内の血管も詰まりやすくなる
■インシュリンの働きが悪くなり、脳の老化が促進される
認知症リスクUP

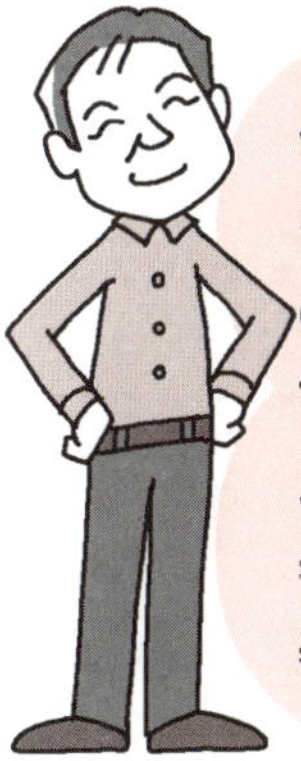

体重（キログラム）を身長（メートル）の2乗で割って算出する「BMI」が25以上だと「肥満」と考えられています。参考にしたいですね

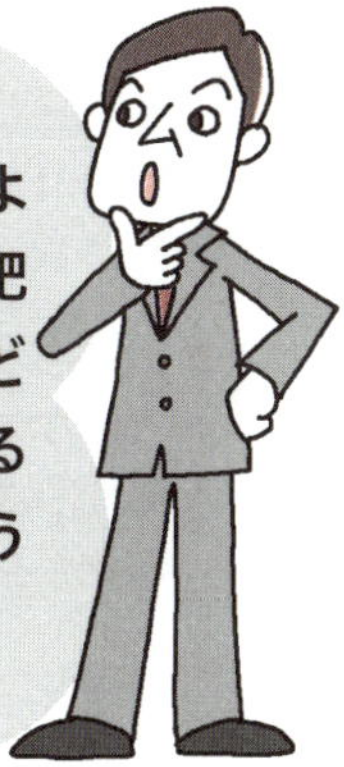

太りすぎは脳にもよくないんですね。「肥満」というのは、どれくらい太っている人を指すのでしょうか？

CHAPTER 1-5

血圧は高すぎても低すぎても、脳にとってはよくない

血圧は、脳の状態にも影響を与えます。高血圧や低血圧と認知症の関係を見てみましょう。

高血圧は、**血管の内壁を傷つけて動脈硬化を招き、脳出血や脳梗塞などのリスクを高める**ことが知られています。小さな脳梗塞がたくさんでき、脳の機能の一部が使われなくなれば、認知症を発症します。高血圧は心肥大などを招いて心肺機能を衰えさせる要因ともなり、脳血流が減ってしまうリスクもありますから、十分な対処が必要です。脳血流の低下は脳老化を促進させ、認知症リスクを高めます。

一方、血圧が低ければ安心だとも言えません。**血圧が低すぎると血流が低下し、やはり脳血流が十分に保たれなくなるおそれがある**からです。ストックホルムで行われた「クングスホルメン・プロジェクト」によると、認知症と血圧の関係を調べた結果、血圧が140／75㎜Hg以下の人の多くが認知症と診断され、逆に血圧が160／95㎜Hg以上の場合は血圧と認知症の関連が見られなかったといいます。これは、**血圧が高いことで、脳血流が保たれている**からだと考えられます。高齢になってからは、血圧が高いからといって降圧剤などで血圧を下げすぎないほうがよいとも言えそうです。

CHECK POINT

★高血圧は、脳出血や脳梗塞のリスクを高め、認知症にもつながる

★血圧は低ければよいわけではない。低血圧で脳血流が保たれないと、脳の老化が進みやすくなる

図1-5

血圧が低いと、脳の血流が低下して老化も進む

高血圧	低血圧
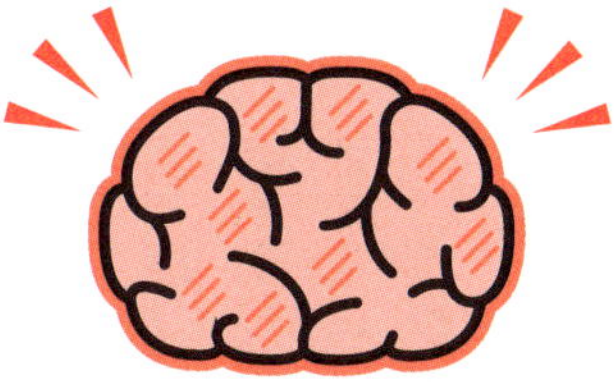	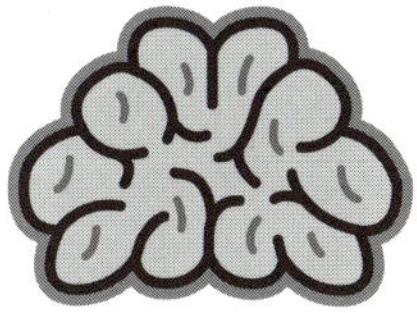
脳出血や脳梗塞のリスクが高まる	血流低下で脳の老化促進

どちらも認知症リスクは高い

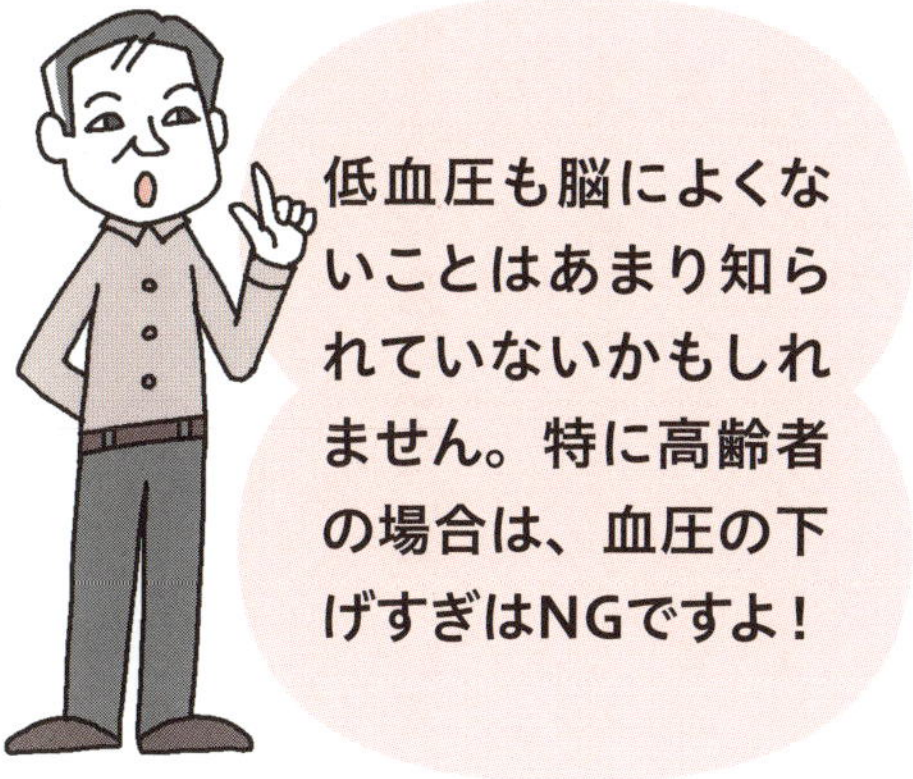
低血圧も脳によくないことはあまり知られていないかもしれません。特に高齢者の場合は、血圧の下げすぎはNGですよ！

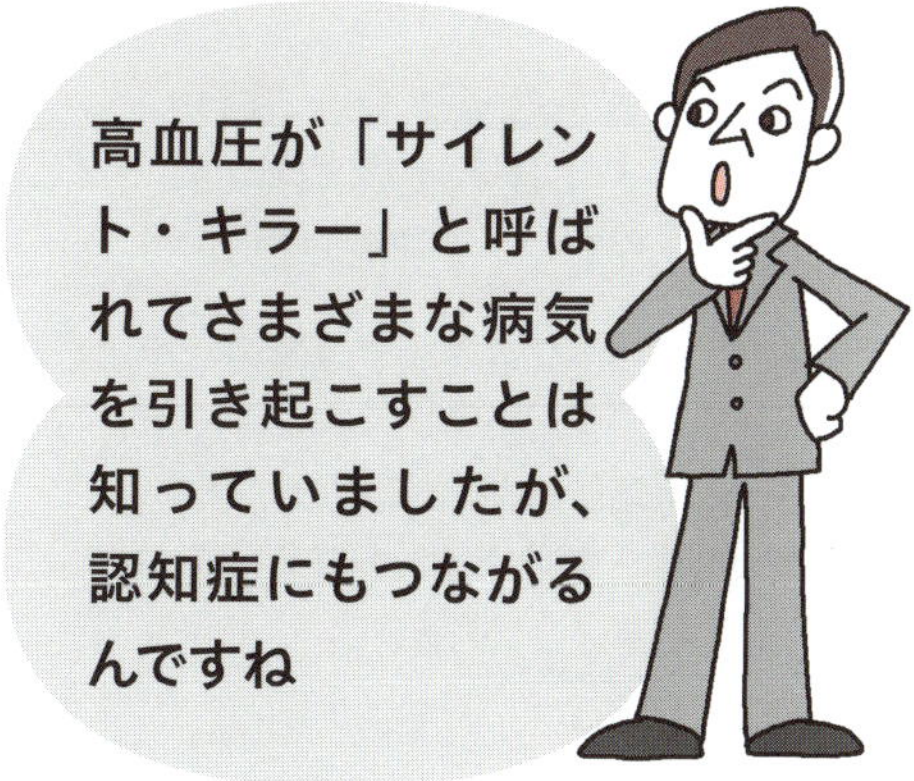
高血圧が「サイレント・キラー」と呼ばれてさまざまな病気を引き起こすことは知っていましたが、認知症にもつながるんですね

CHAPTER 1-6

「喫煙が認知症の予防になる」は大間違い

タバコを吸うと、認知症リスクは高まります。喫煙者はそのメカニズムを知り、禁煙につなげましょう。

喫煙は認知症リスクを高めることが知られています。昔はアメリカなどの**疫学研究で、「喫煙が認知症リスクを下げる」とされたこともありましたが、これは喫煙者は認知症になる前に亡くなるケースが多いことを見逃して導かれた、誤った結論**です。

喫煙と認知症の関係については、1990年から行われている疫学研究である「ロッテルダム・スタディ」で、喫煙が危険因子であることが報告されており、**喫煙者は非喫煙者に比べて認知症を発症する人が1・56倍多い**ことがわかりました。

喫煙によって認知症リスクが高まるのは、タバコから身体に一酸化炭素が取り込まれることが原因の一つではないかと思います。一酸化炭素は、酸素よりも強くヘモグロビンと結びつくため、タバコを吸った人は酸欠状態になってしまいます。実は、**この酸欠状態が脳に非常に悪い影響を与える**のです。

喫煙者は、肺気腫になる方も少なくありません。肺気腫になると慢性的な酸欠状態になってしまいますから、認知症リスクはさらに高くなるでしょう。

CHECK POINT

- ★タバコを吸う人は、吸わない人に比べて認知症になりやすい。「喫煙が認知症リスクを下げる」という説は誤り
- ★タバコから身体に取り込まれる一酸化炭素は脳を「酸欠状態」にする

図 1-6

タバコを吸うと、脳が「酸欠状態」に！

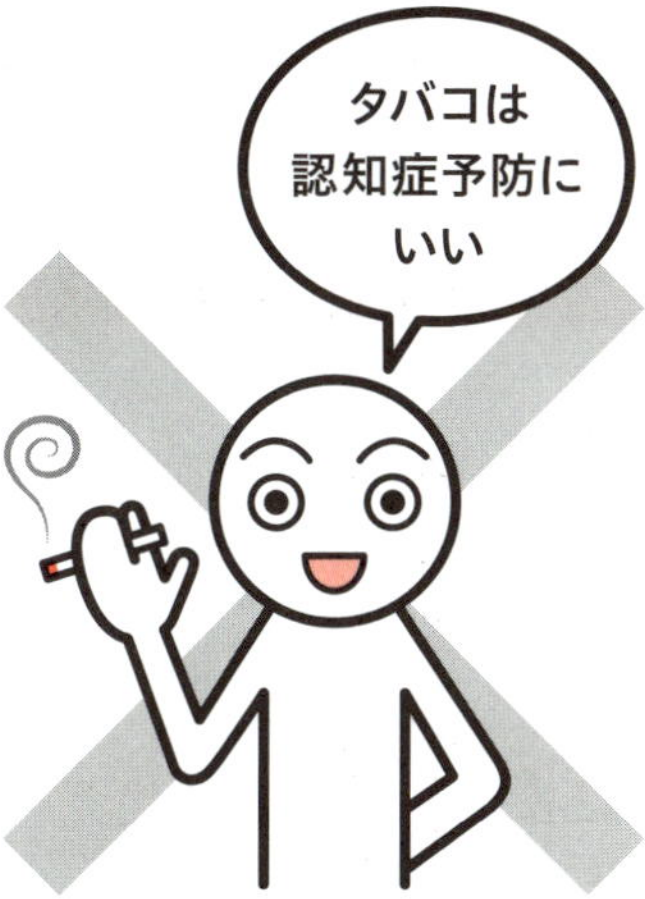

タバコは
認知症予防に
いい

喫煙者が早く亡くなることを
見逃した研究だった

喫煙者は
認知症を発症する人が
1.56倍多い

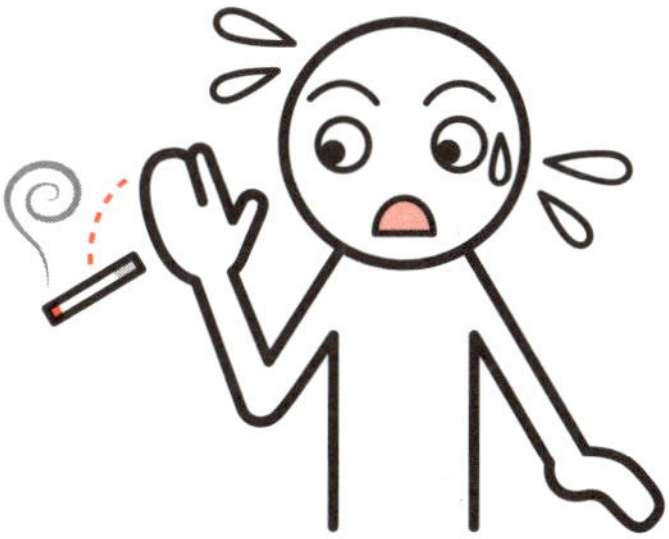

タバコを吸うと
一酸化炭素により
酸欠状態になり、
脳に悪い影響を与える

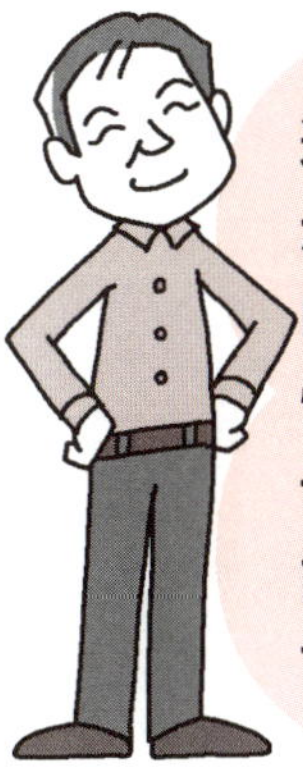

過去に喫煙の習慣があった人については、認知症との関連性は認められていません。禁煙すると、認知症リスクは低減するんですよ！

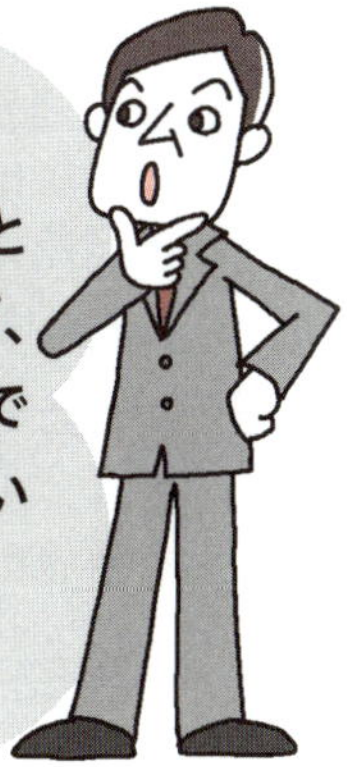

タバコはやめようと思っているんですが、なかなか…今からでも禁煙したほうがいいでしょうか？

お酒をたくさん飲む人は、認知症の発症が4.8年早くなる

「晩酌が欠かせない」という人は少なくありません。飲酒も脳に悪影響をもたらすことを知っておきましょう。

飲酒が認知症リスクを高めることは、よく知られています。

多量にアルコールを飲む人やアルコール依存症の人の脳には明確な萎縮が見られますが、**少量であってもアルコールを飲み続ければ、脳の萎縮は起きています**。

脳の容積と飲酒量の関係を調べたデータによれば、禁酒している人、以前飲んでいた人、飲酒量が少量、中量、多量の人を比較すると、アルコールは飲めば飲むほど脳の容積が減ってしまうのです。そして**萎縮が進んだ脳は、高齢になってから障害を起こす可能性が高まります**。

アメリカのマウントサイナイ・メディカルセンターの研究によれば、**多量の飲酒をする人は認知症の発症が4・8年早まった**そうです。

また、アルコールを飲みすぎる人の場合、アルコール性認知症を発症するおそれがあります。アルコール性認知症は記憶障害や認知障害を起こしますが、**長期的に断酒すると症状が改善するケースもあります**。お酒を飲むのをやめれば、神経回路が再構築される可能性がありますから、少しでもおかしいと感じる場合は早急に断酒すべきでしょう。

CHECK POINT

★飲酒量が増えるほど、脳の容積は減る。多量の飲酒は認知症の発症を早めるおそれがある

★アルコールを飲みすぎると、アルコール性認知症を発症する可能性もある

図 1-7

飲酒は脳を萎縮させ、認知症のリスクを高める

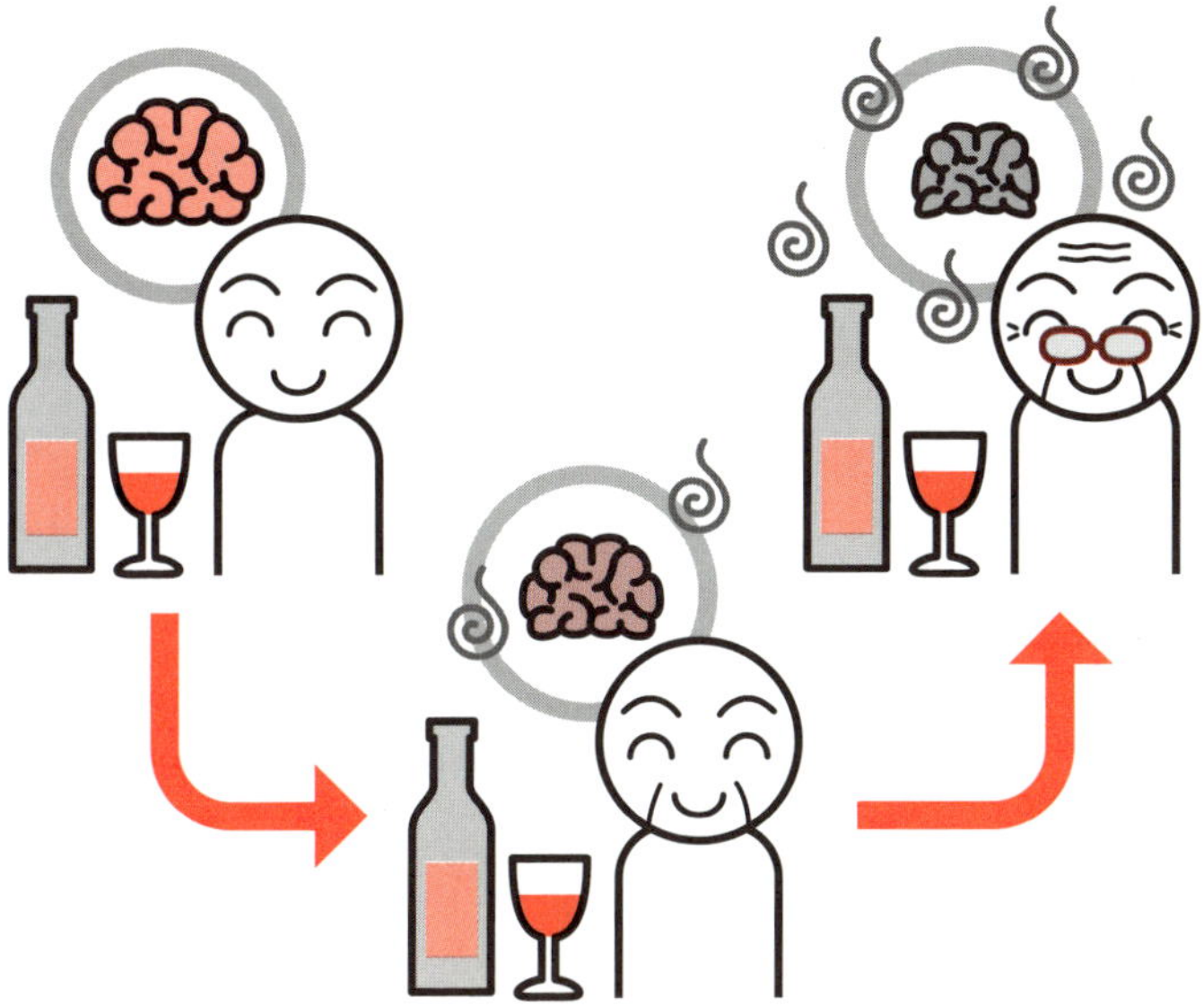

アルコールを飲み続けると、少量でも脳が萎縮し、
高齢になって障害を起こす可能性が高まる

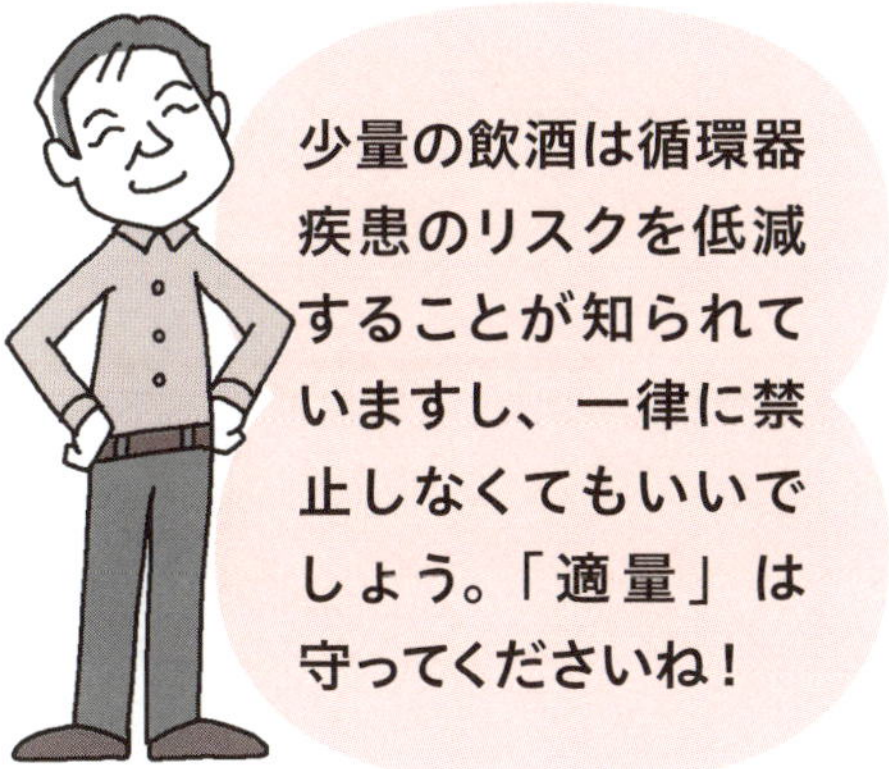
少量の飲酒は循環器疾患のリスクを低減することが知られていますし、一律に禁止しなくてもいいでしょう。「適量」は守ってくださいね！

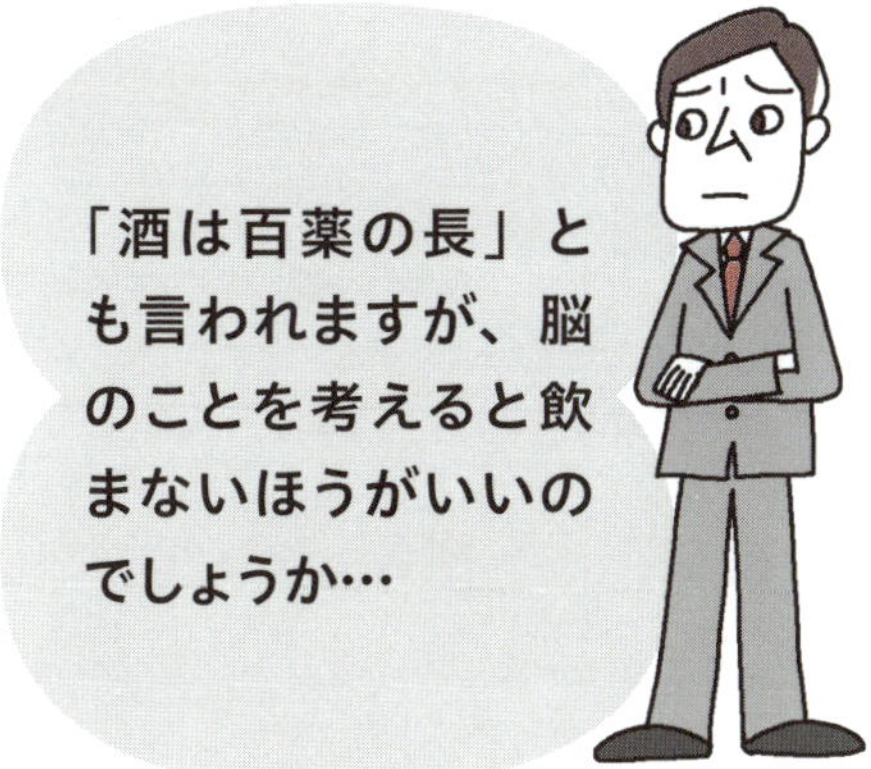
「酒は百薬の長」とも言われますが、脳のことを考えると飲まないほうがいいのでしょうか…

CHAPTER 2

脳が若い人と老化している人は何が違うのか

Contents

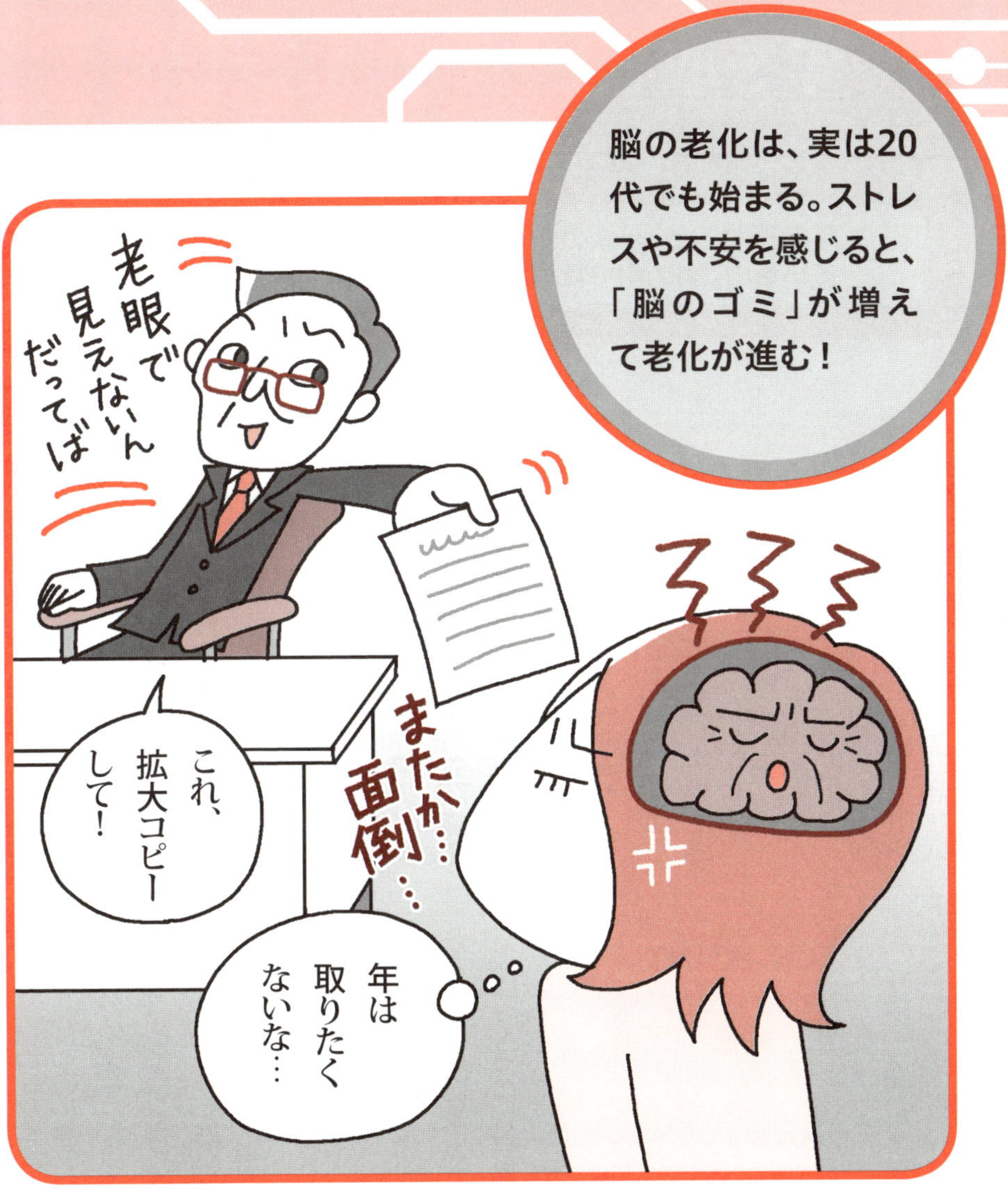

脳の老化は、実は20代でも始まる。ストレスや不安を感じると、「脳のゴミ」が増えて老化が進む！

老眼で見えないんだってば
これ、拡大コピーして！

またか…面倒…

年は取りたくないな…

CHAPTER 2-1

年を取ると、なぜ物忘れが多くなるのか

年を重ねると「記憶力が落ちてきたな」と感じることは多いもの。脳の中では、何が起きているのでしょうか？

年を取ると、なぜ記憶力が落ちてしまうのでしょうか？ 一般に**70歳をすぎると、短期記憶をつくる力は急速に衰えます**。短期記憶とは、電話をかけるときに番号を覚えるような一時的な記憶のことです。また、昔の思い出や自分の住所などのように、ずっと脳の中に残っている**長期記憶をつくる力も70歳ごろを境に衰えます**。

通常、脳の老化は前頭前野から始まります。前頭前野は短期記憶をつくることに関わる部位で、萎縮が生じて障害が起きれば当然、短期記憶がつくりにくくなります。

一方、年を取ると、長期記憶を司る海馬にも老化が起きます。海馬に障害が生じるのは、先に加齢に伴う前頭前野の障害があり、短期記憶がつくりにくくなることに端を発しているのではないかと思います。**脳機能は「どこかがダメになったら他の部分で補う」という性質を持っています**から、前頭前野の代わりに海馬が働き、無理を重ねて障害が発生してしまうことは十分に考えられます。**年を取れば物忘れをするようになり、長期記憶もちょっとあやしくなってくるのは自然なこと**です。

CHECK POINT

- ★一般的に、70歳ごろから記憶力は急速に衰える
- ★まず短期記憶が、続いて長期記憶がつくりにくくなるのが、加齢による自然な流れ。年を取れば、物忘れが増えたり記憶があやふやになったりする

図2-1

「短期記憶」も「長期記憶」も70歳以降は急速に衰える

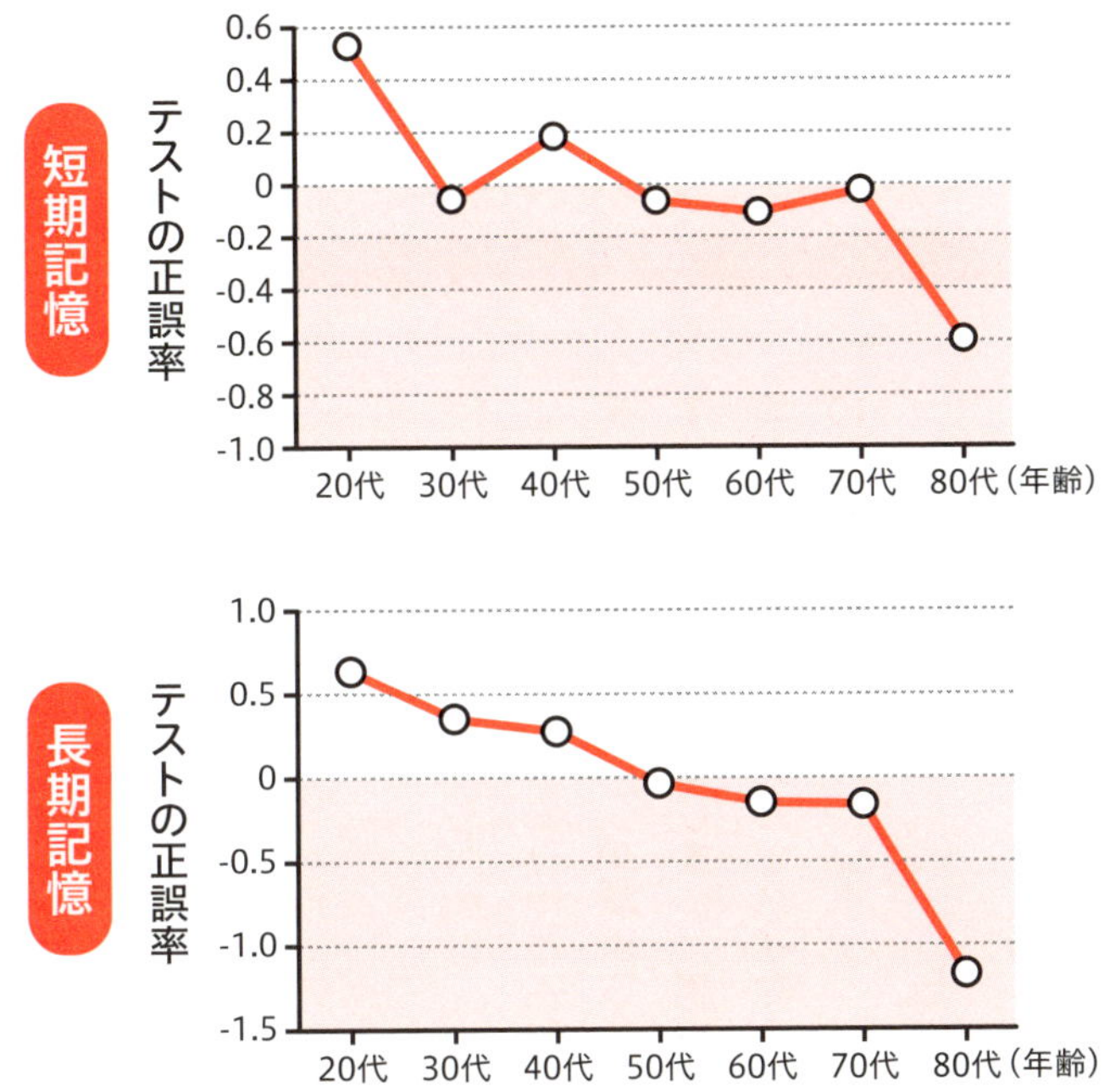
短期記憶
テストの正誤率
0.6
0.4
0.2
0
-0.2
-0.4
-0.6
-0.8
-1.0
20代 30代 40代 50代 60代 70代 80代（年齢）
長期記憶
テストの正誤率
1.0
0.5
0
-0.5
-1.0
-1.5
20代 30代 40代 50代 60代 70代 80代（年齢）

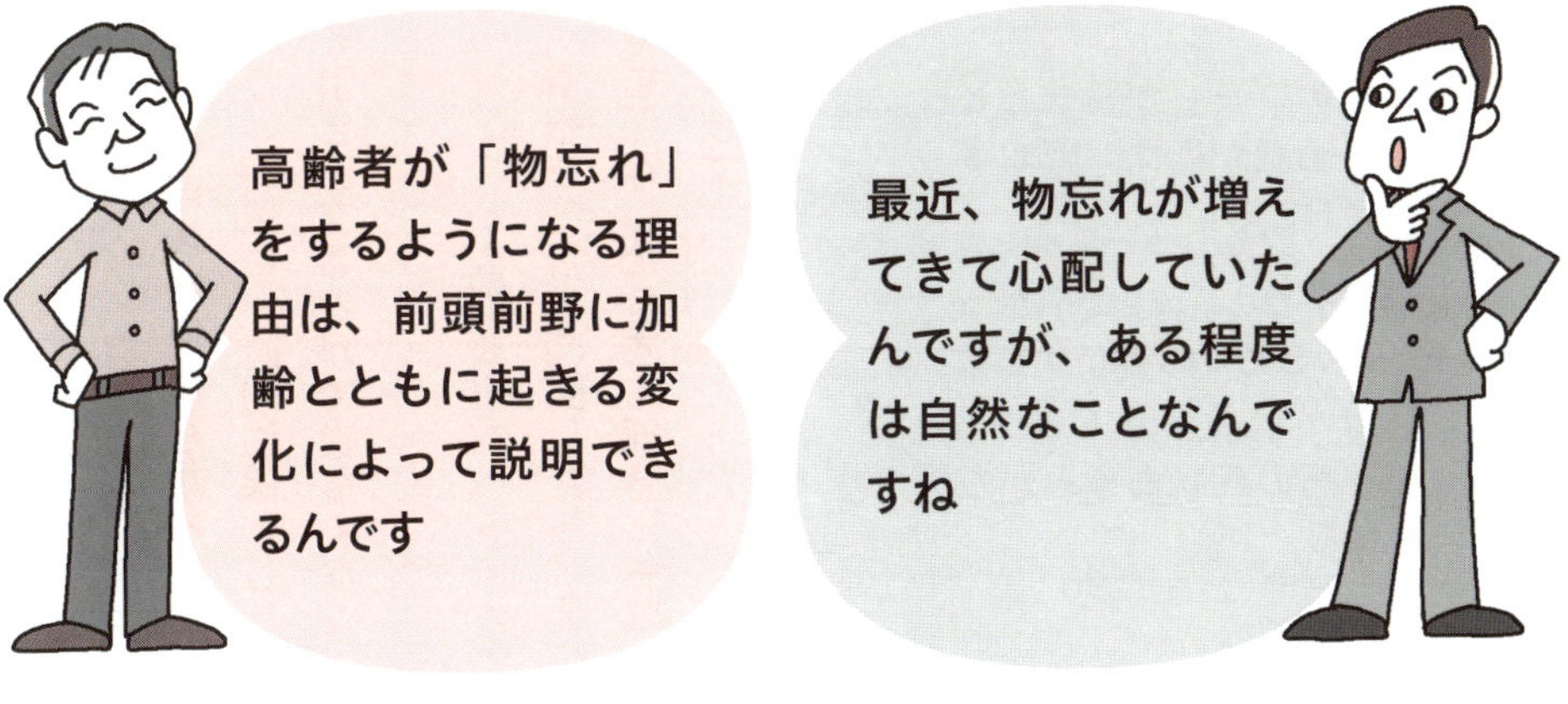
高齢者が「物忘れ」をするようになる理由は、前頭前野に加齢とともに起きる変化によって説明できるんです
最近、物忘れが増えてきて心配していたんですが、ある程度は自然なことなんですね

認知症になるとき、脳で何が起きているか

認知症の多くを占める「アルツハイマー病」。発症のメカニズムを押さえましょう。

認知症の多くを占めるアルツハイマー病は、脳に萎縮があり、「神経原線維変化」と「老人斑」が見られる認知症のことだと定義されています。神経原線維変化や老人斑とは、タンパク質でできた「脳のゴミ」と考えてください。

「脳のゴミ」が発生したからといってすぐ認知症になるわけではありませんが、**「脳のゴミ」が溜まることで神経細胞が死んでしまい、認知障害が起こるのが、アルツハイマー病の原因**だと考えられています。

アルツハイマー病では、「脳のゴミ」が最初に嗅内野と呼ばれる場所に、続いて海馬に現れます。嗅内野に「脳のゴミ」が発生しても認知機能は正常に保たれていますが、海馬から大脳辺縁系へと広がって、それぞれの部位に障害が生じると、**日々の出来事の前後関係がわからなくなったり、海馬に一時的に保存した記憶を引き出すことができなくなったり**します。

「脳のゴミ」が大脳新皮質へと広がれば、**情報を分析・判断したり、長期記憶を保存したりする部分にも障害が生じます**。ここまで進むと、アルツハイマー病と診断されます。

CHECK POINT

★「脳のゴミ」が溜まると神経細胞が死に、認知障害が起こる

★脳の中で「ゴミ」が広がっていくことで障害が生じる部分が増え、アルツハイマー病の症状も進みがちになる

図2-2

アルツハイマー病では、脳の中に「ゴミ」が広がっていく

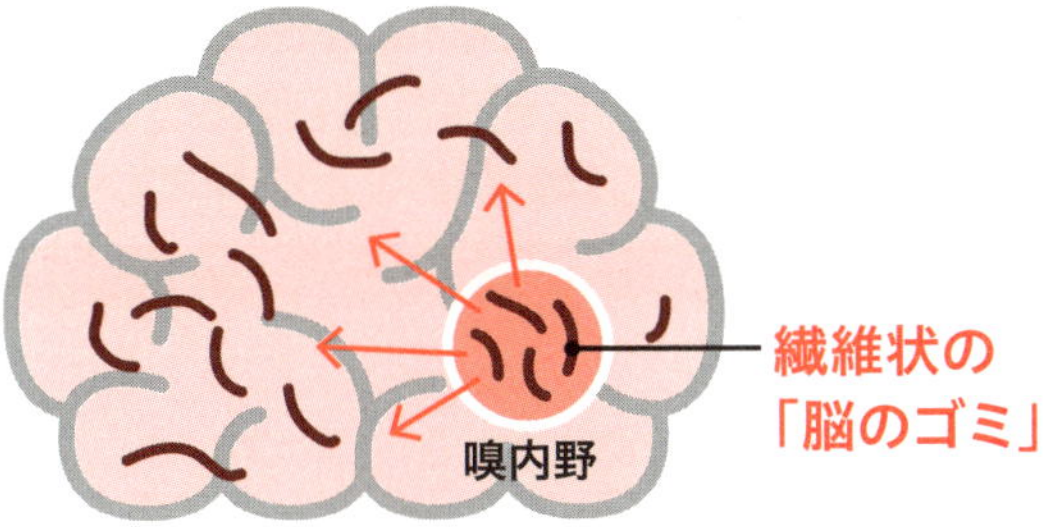
嗅内野
繊維状の
「脳のゴミ」

脳の中に「ゴミ」が広がると…

- 日々の出来事の前後関係がわからなくなる
- 記憶を引き出せなくなる
- 情報を分析・判断できなくなる
- 記憶を保てなくなる

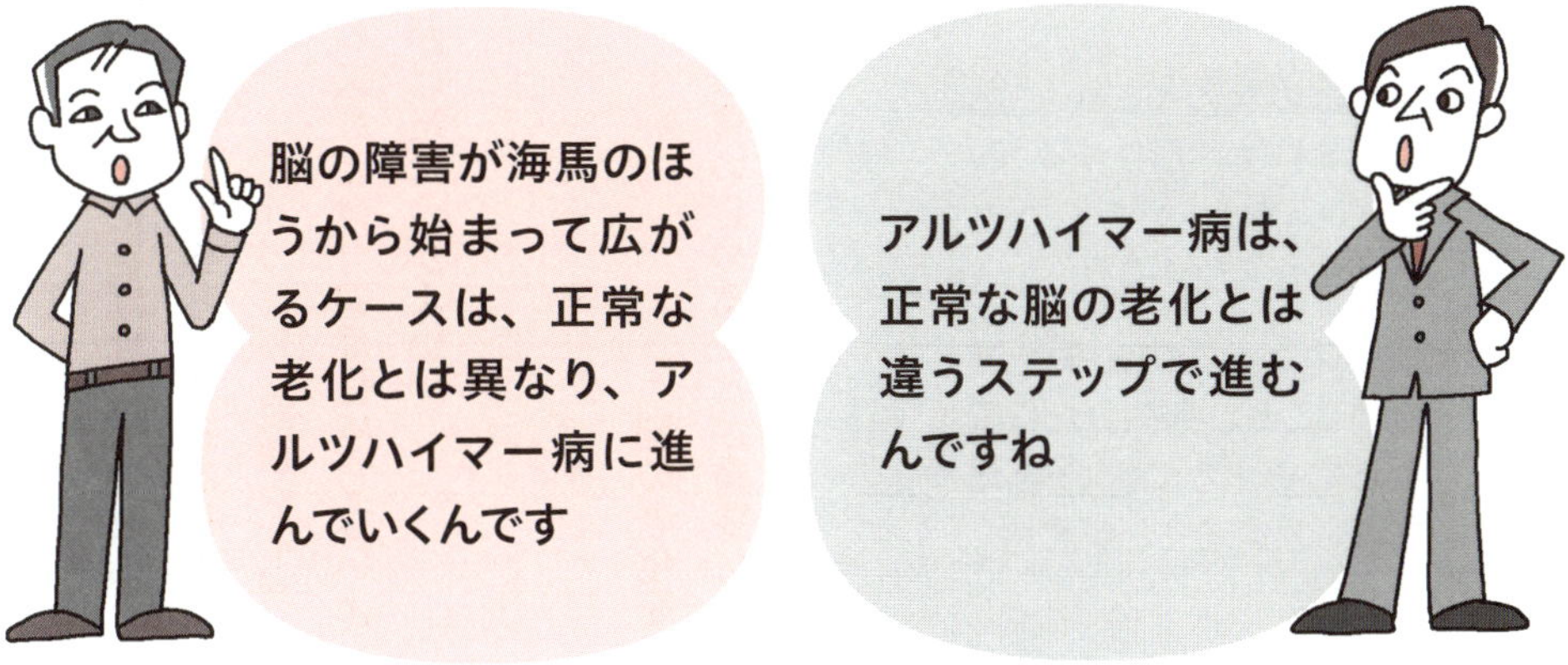
脳の障害が海馬のほうから始まって広がるケースは、正常な老化とは異なり、アルツハイマー病に進んでいくんです
アルツハイマー病は、正常な脳の老化とは違うステップで進むんですね

CHAPTER 2-3

「脳のゴミ」はだれの脳にも現れる

認知症の原因と考えられる「脳のゴミ」について発生の時期と発症の関係などを見ていきましょう。

ストレスを受けることなどにより、だれの脳にも「脳のゴミ」は現れます。最初に「脳のゴミ」が生じる段階には、30代前半で約2割、60代前半なら約6割、75歳では約7割の人が達しており、アルツハイマー病を発症する段階の人は75歳で約2割いますから、両方を合わせると、**75歳では9割の人に「脳のゴミ」がある**ということです。

認知症が発症するかどうかは、**「脳のゴミが発生するかどうか」だけでなく、「発生した脳のゴミが広がるかどうか」にもよります**。

ここで押さえておきたいのは、最初に「脳のゴミ」が生じてから認知症を発症するまで、約50年の時間がかかると考えられることです。つまり**「脳のゴミ」が発生し始める年齢をなるべく先に延ばせれば、それだけ認知症の発症を遅らせることができる**のです。そのため、**孤独や不安、ストレスなどは、過度に感じないよう心がけたほうがよい**でしょう。

また、ひとたび「脳のゴミ」が生じてしまったら、それができるだけ広がっていかないよう、**脳の老化を少しでも食い止めることが重要**になります。

CHECK POINT

★認知症の原因とされる「脳のゴミ」は、孤独や不安、ストレスなどにより、だれの脳にも発生する

★「脳のゴミ」の発生を遅らせること、発生したら広がらないように脳の老化を食い止めることが大切

図 2-3

「脳のゴミ」は20代で発生する人もいる

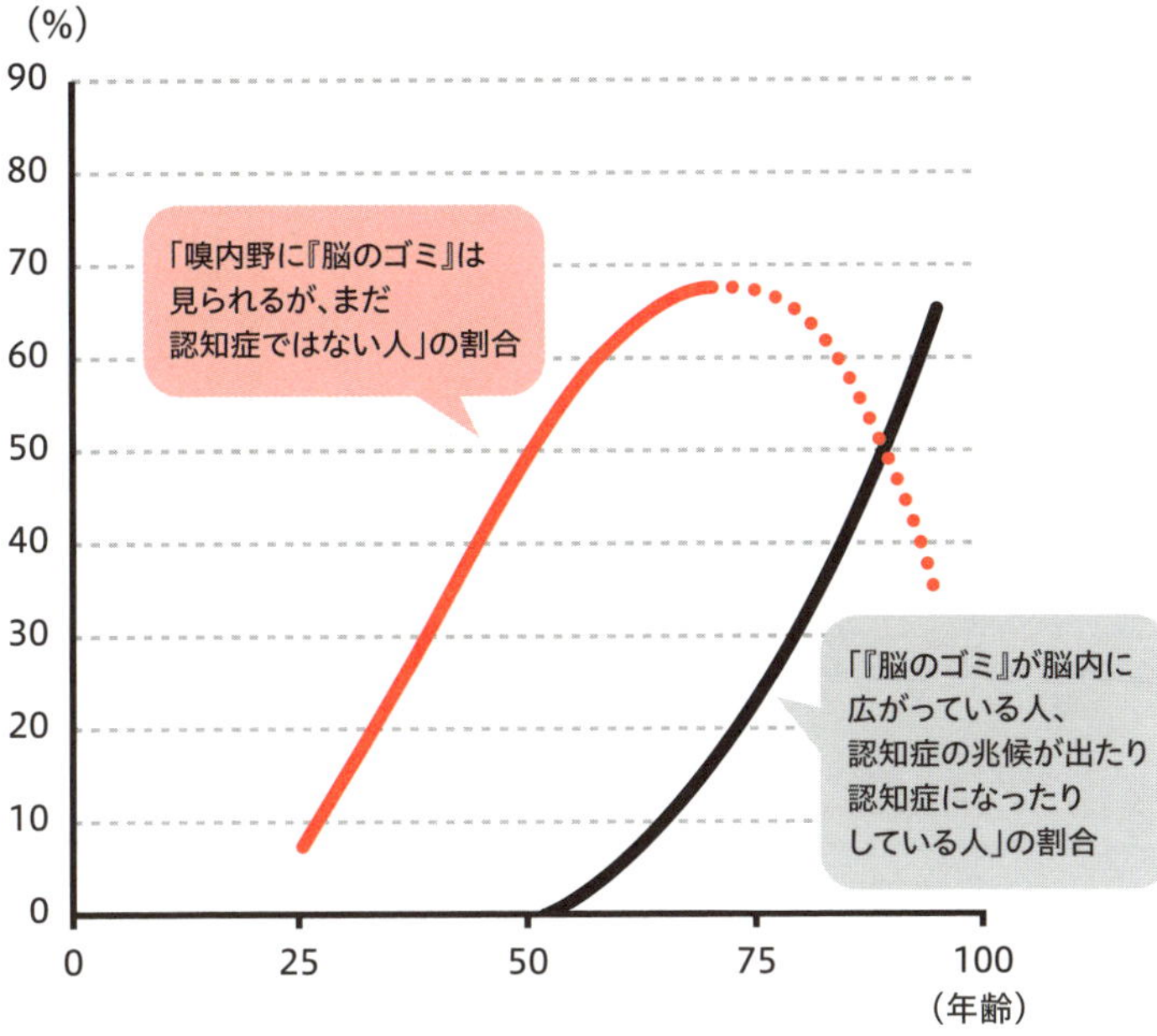

(%)
90
80
70
60
50
40
30
20
10
0
0
25
50
75
100
(年齢)
「嗅内野に『脳のゴミ』は見られるが、まだ認知症ではない人」の割合
「『脳のゴミ』が脳内に広がっている人、認知症の兆候が出たり認知症になったりしている人」の割合

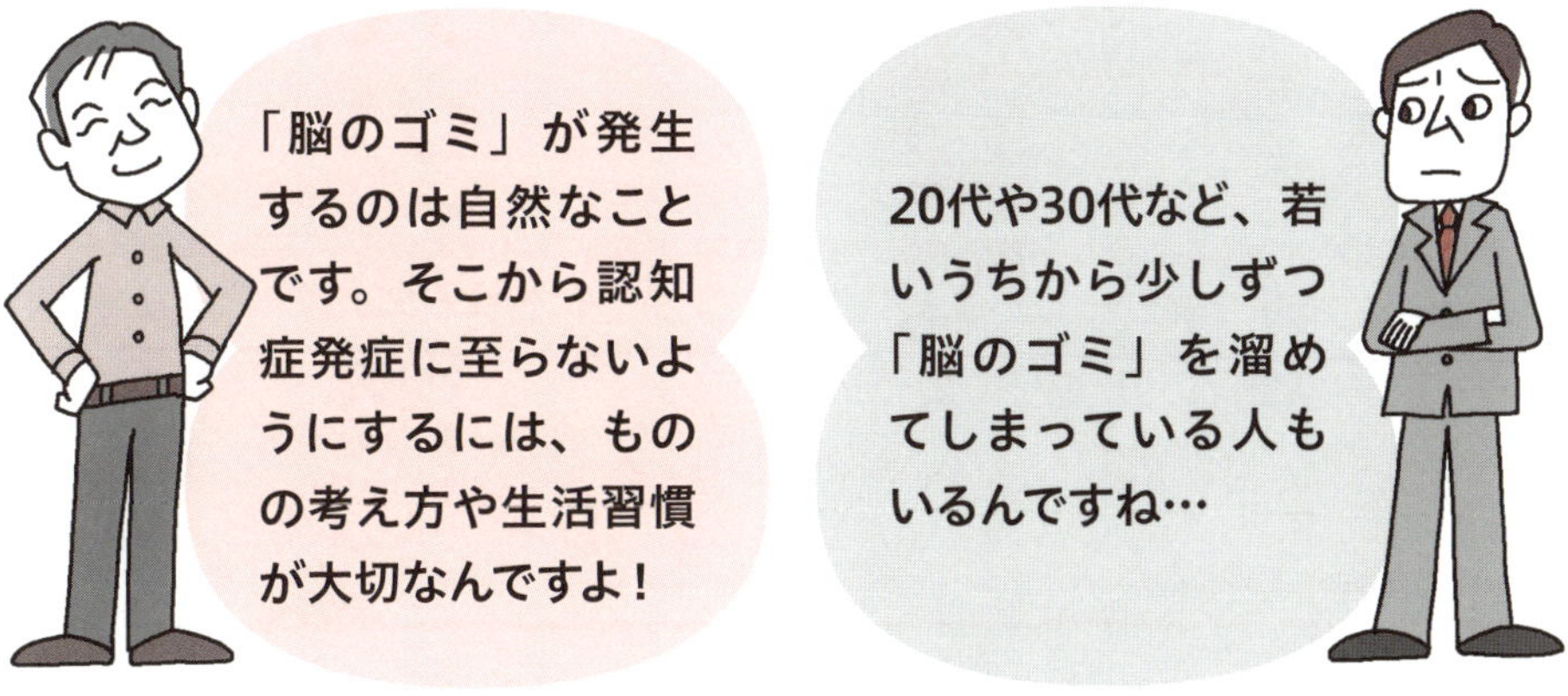

「脳のゴミ」が発生するのは自然なことです。そこから認知症発症に至らないようにするには、ものの考え方や生活習慣が大切なんですよ！
20代や30代など、若いうちから少しずつ「脳のゴミ」を溜めてしまっている人もいるんですね…

脳がゴミだらけでも、認知症にならなかった人の秘密

アルツハイマー病の研究者が注目する「ナン・スタディ」という研究があります。この研究は、アメリカのデヴィッド・スノウドン博士がノートルダム修道女会の協力を得て、1986年から修道女の加齢とアルツハイマー病の予備調査を始めたところからスタートしたものです。

当初の調査に75歳から106歳、平均年齢83歳の678人が参加するなど、その規模は大きく、また調査は広範囲に行われています。年1回の身体能力と精神能力の検査を受けることに加え、個人の医療記録や生活記録なども提供されています。さらに、参加している修道女たちは、死後の脳の解剖提供にも同意しています。

知能テストで高得点を取った100歳のシスターの脳

ナン・スタディで特に注目されたのは、101歳で亡くなったシスター・メアリーの脳です。彼女には認知症の症状はまったくなく、知能テストで高得点を取っており、100歳になってもしっかり生活を維持していました。

Column

ところが死後に脳を解剖したところ、重量が通常の70%ほどになるくらい脳が萎縮しており、脳の中は「ゴミ」だらけ。アルツハイマー病を発症して当たり前と言える状態でした。

秘密は、数学教師として鍛えられた前頭前野にあり

なぜ、シスター・メアリーはアルツハイマー病を発症しなかったのでしょうか？彼女は19歳から84歳まで数学教師をしていました。おそらく、前頭前野が発達し、機能が衰えてしまった部分をカバーしていたのではないかと思います。もちろん、修道女として質素で規則正しい生活を送っていたことも、脳の老化を遅らせ、脳機能の維持に役立ったはずです。

つまり、「脳のゴミ」が脳内で広がれば認知症になってもおかしくない状態になりますが、それだけで症状が決まるわけではありません。前頭前野の強化によって発症を予防することもできることを、シスター・メアリーのケースは教えてくれています。

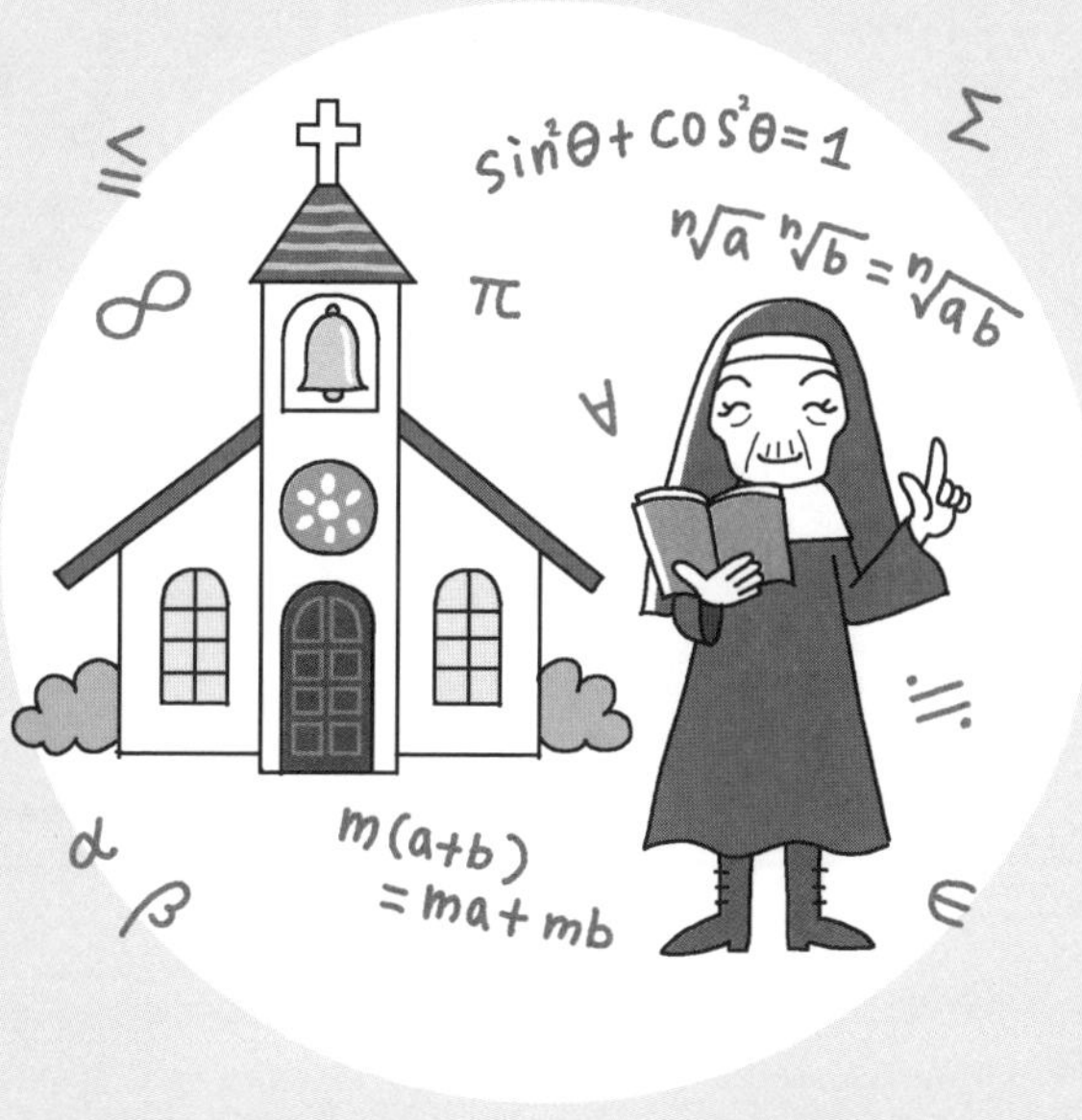

CHAPTER 3

物忘れが多い人は脳が老いている！

Contents

「物忘れが多い」「新しいことを覚えられない」「日付や曜日がわからなくなる」…こんな現象に要注意！

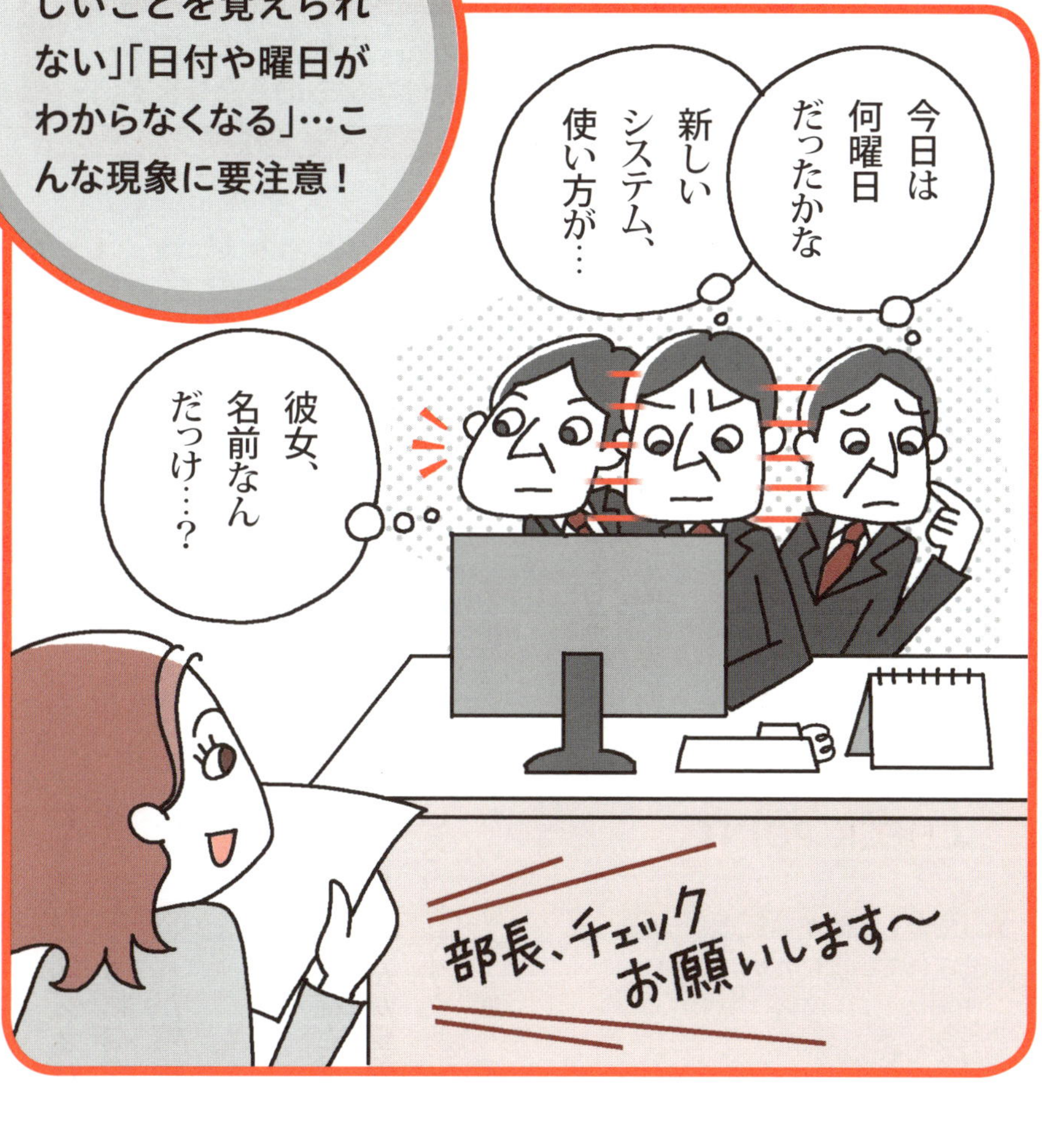
今日は何曜日だったかな
新しいシステム、使い方が…
彼女、名前なんだっけ…？
部長、チェックお願いします～

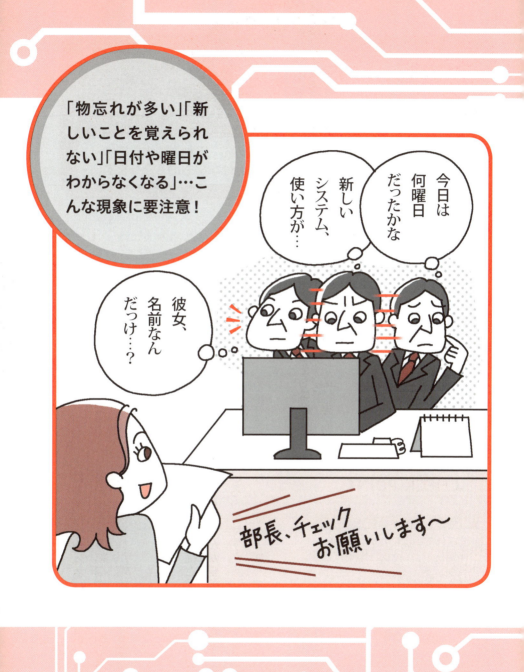

物忘れをする人は、すでに脳が老い始めている

物忘れはだれにでも起こるもの。しかし、忘れ方によっては脳の老化のサインとして見逃してはいけないものもあります。

どのような状態になると「認知症予備軍」と言えるのでしょうか？「物忘れ」についていえば、年を取るとよく、「人名が出てこない」といった物忘れをしがちです。人の名前を忘れることは年代を問わず起こりえますが、忘れ方によっては注意が必要です。

「前に一度会ったことがあるはずだけれど、誰だったかな……」という忘れ方の場合は、**そもそも確かな記憶がつくられていないために思い出せない**と考えられます。このような忘れ方であれば、**気にする必要はありません**。

しかし「一緒に働いている職場の仲間の名前が出てこない」「テレビでよく見る有名な俳優の名前が思い出せない」といったように、**「普通に考えれば忘れるはずがないこと」を忘れるようになったら、脳の老化による物忘れが始まっているサイン**だと言えます。

物忘れをするようになったからといって、**認知症と診断されるわけではありませんが脳の老化は始まっているわけですから**、その分だけ認知症の発症へと進んでいると考えられます。

CHECK POINT

- ★「もともと確かな記憶がつくられていないために思い出せない」なら、気にしなくてもよい
- ★「忘れるはずがないこと」を忘れるのは、脳の老化による物忘れのサインと考える

図3-1

危ない「物忘れ」の見分け方

同じ物忘れでも…

気にしなくてOK / **老化のサイン！**

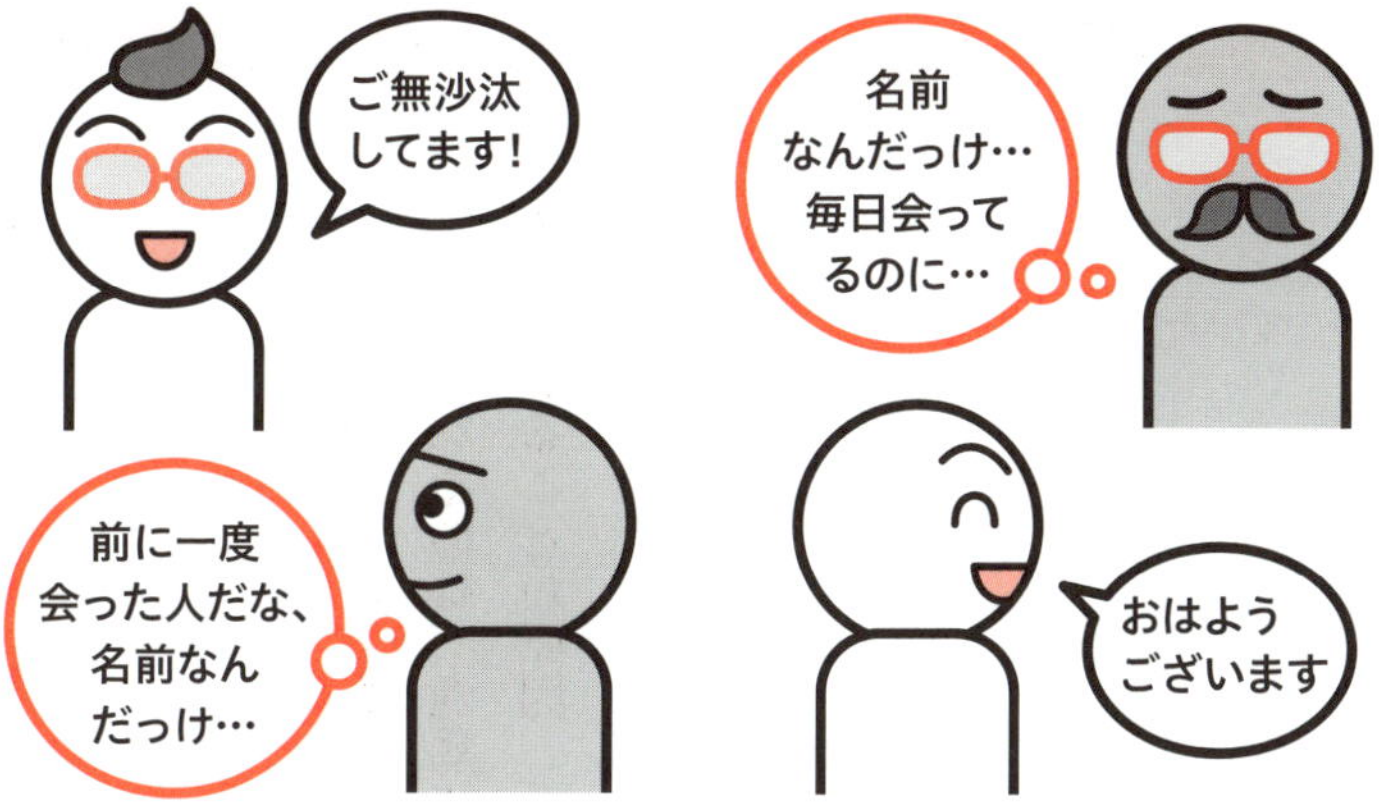
ご無沙汰してます！
前に一度会った人だな、名前なんだっけ…
名前なんだっけ…毎日会ってるのに…
おはようございます

そもそもしっかりした記憶がつくられていなかったために思い出せないだけ

一緒に働いている人の名前など、普通に考えれば忘れるはずがないことを忘れるのは老化の兆候

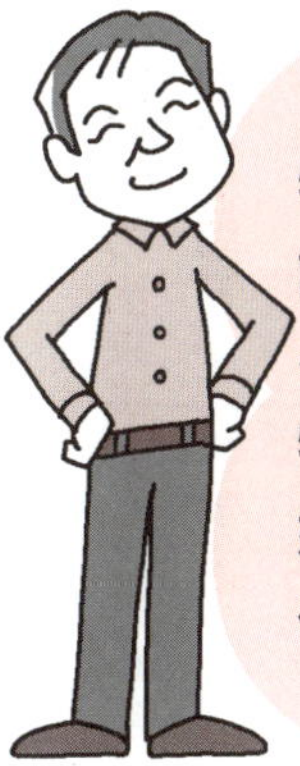

物忘れが多い人は、認知症に近づいていると言えます。また、物忘れは、いったん始まると少しずつ悪化していくんですよ

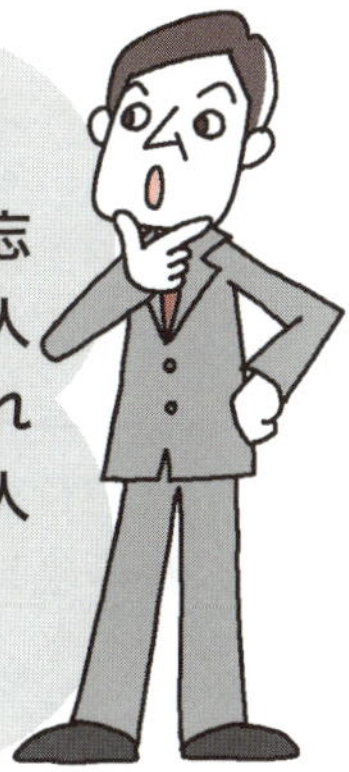

同じ50歳でも、物忘れをあまりしない人と、「最近、物忘れが多いな」という人がいますよね

CHAPTER 3-2

昨日読んだ本の内容が思い出せないのは認知症予備軍

一度読んだ本の内容を忘れてしまうのは、珍しいことではありません。しかし、忘れ方によっては注意が必要です。

昨日、途中まで読んだ本の続きを読もうとしたら、「すでに読んだ部分の内容が思い出せない」……こんな忘れ方をするのは、単なる物忘れよりもちょっと深刻です。

1日経っただけで本の内容が思い出せなくなるのは、海馬に障害が発生していることが原因と考えられます。昔観た映画などの内容が思い出せなくなるのは、しっかりした長期記憶にできていなかった可能性があり、ごく自然なことです。しかし、前日に観たり読んだりしたはずのものが思い出せないのは、海馬に一時的な記憶として残すことができなくなっていることを意味しており、海馬の働きが低下していると考えなくてはなりません。

なお、**認知症を発症すると、数分前や数時間前の出来事も忘れてしまうほどの記憶障害**が起きます。

このとき、「朝食で何を食べたか思い出せない」というような忘れ方ではなく、「朝食を摂ったかどうかがわからない」というように、出来事そのものを忘れるのが特徴です。これは**海馬の神経細胞が死滅して、一時的な記憶がつくれなくなるために起きる障害**だと考えられます。

CHECK POINT

★1日前に読んだ本の内容まで思い出せない場合、海馬の働きの低下や障害の可能性がある

★認知症による記憶障害では、数時間前、数分前の出来事も忘れてしまうことがある

図3-2

危ない「読んだ本の内容が…」の見分け方

「思い出せない」にも危険度の違いがある

気にしなくてOK

昔、読んだ
はずだけど
どんな内容
だったっけ…

しっかりした長期記憶に
できなかった記憶は、時間が経つと
うまく思い出せないこともある

認知症予備軍

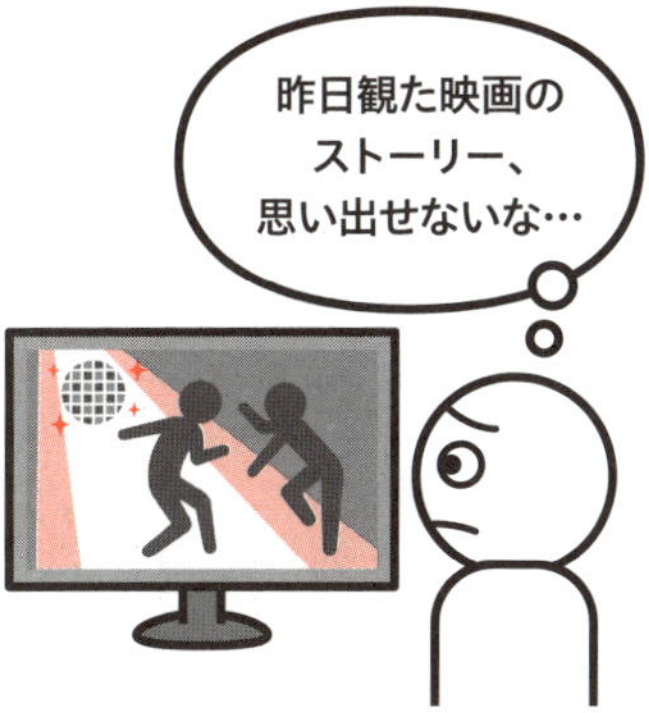
昨日観た映画の
ストーリー、
思い出せないな…

1日経っただけで
思い出せなくなるのは、
脳の老化が原因の可能性

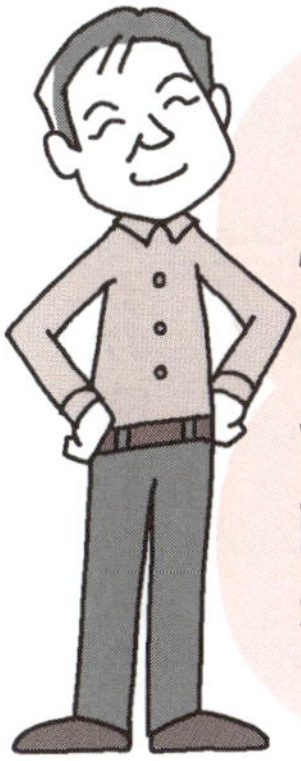

しっかりした長期記憶ができていなければ、忘れるのは当然ですから、さほど心配しなくても大丈夫なんですよ

昔、読んだはずの本や観たはずの映画のストーリーを忘れているとショックなものですが…

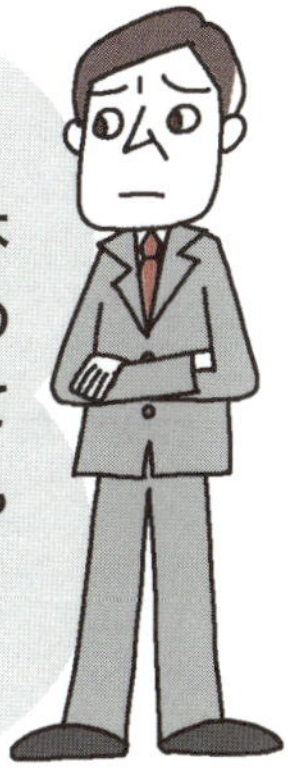

新しいことを覚えられないのは認知症の前兆

「新しく買った電化製品の使い方が覚えられない」…これは、認知症になる可能性を示すサインかもしれません。

年を取って「新しいことがなかなか覚えられなくなった」と感じている人は、注意が必要です。

若いころは、新しいパソコンのソフトの操作法などをあっという間に身につけられますが、高齢になれば覚えが悪くなるもの。これは、ある程度は仕方ないと言えます。

しかし、たとえば**「新しく電化製品を買ったが、何度使い方を教わっても覚えられない」といった状態になり、「覚えられなくて面倒だから、もういいや」とあきらめるようになると、これは問題**です。

記憶の仕組みは、新しい経験を覚える「記銘」、記銘したことを保存する「保持」、保存した記憶を再生する「想起」という3つのステップに分けて考えられます。そして**認知症で最初に衰えるのは「記銘」**です。

人の名前や機器の操作方法など、普通に覚えられた**新しいことが覚えられなくなったとすれば、それは認知症の前兆**かもしれません。また、覚えられず「もういいや」とあきらめてしまうのは「意欲の減退」と見ることもでき、後に認知症が発症する可能性を示唆する一つのポイントなのです。

CHECK POINT

- ★認知症では、新しい経験を覚える「記銘」する力が最初に衰える
- ★新しいことを覚えられなくなったり、「もう覚えられなくてもいいや」とあきらめるのは認知症の前兆の可能性がある

図 3-3 記憶の仕組みは、3つのステップに分けられる

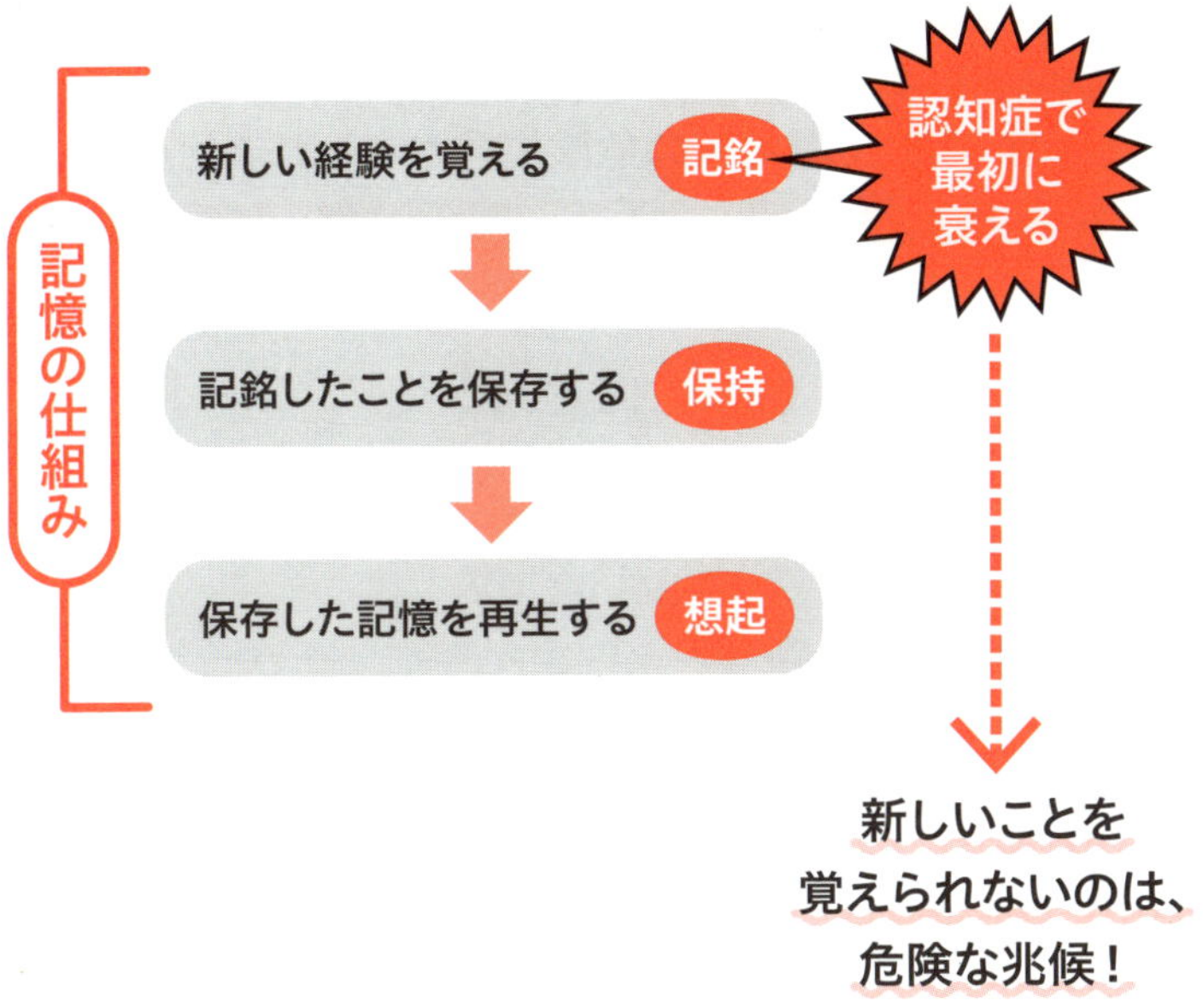
記憶の仕組み
新しい経験を覚える 記銘
記銘したことを保存する 保持
保存した記憶を再生する 想起
認知症で最初に衰える
新しいことを覚えられないのは、危険な兆候！

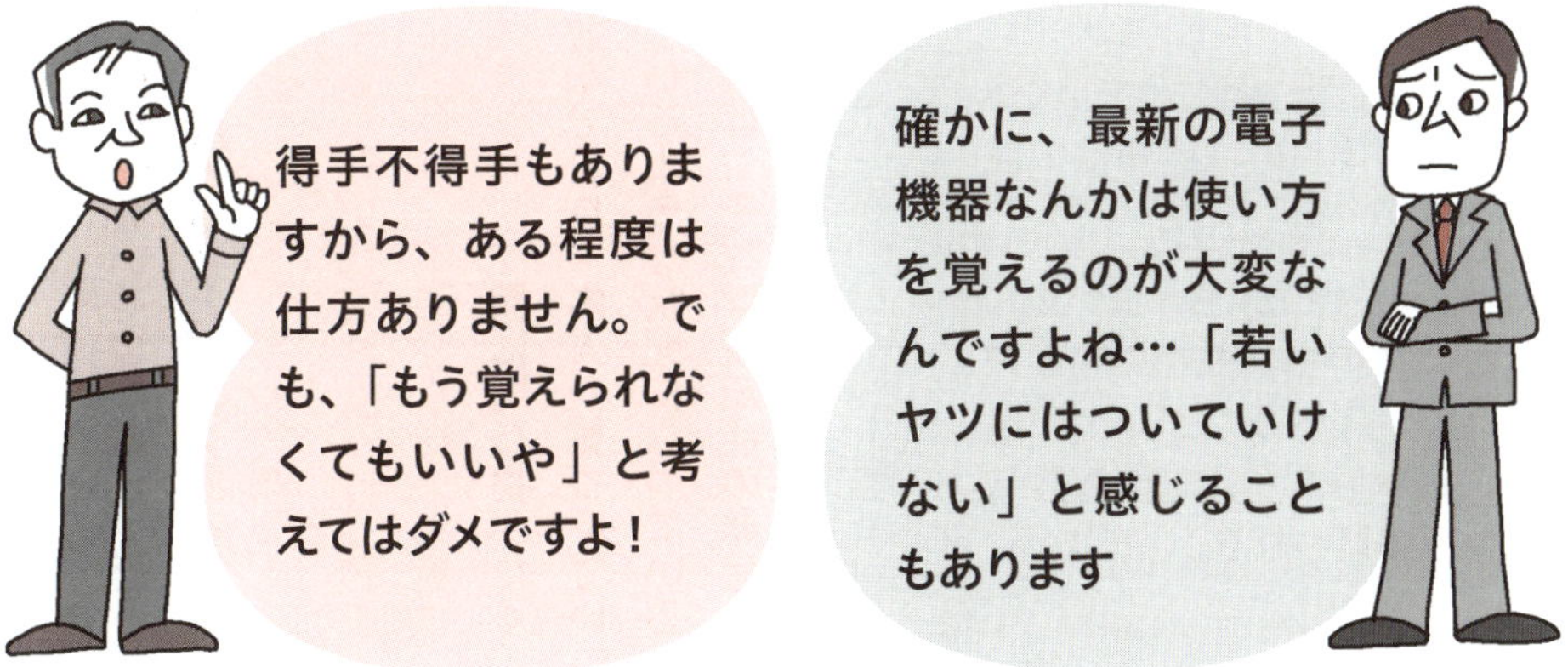
得手不得手もありますから、ある程度は仕方ありません。でも、「もう覚えられなくてもいいや」と考えてはダメですよ！
確かに、最新の電子機器なんかは使い方を覚えるのが大変なんですよね…「若いヤツにはついていけない」と感じることもあります

CHAPTER 3-4

同じ物を買ってしまうのは危険信号

買い置きがあることを忘れてまた同じ物を買うのは、もしかすると、認知症の危険信号かもしれません。

日用品などを買う際、買ったばかりの物をもう一度うっかり買ってしまうことがあります。歯磨き粉を買って帰って棚にしまおうとしたら、そこに買ったばかりの歯磨き粉が入っていたりするのです。

このようなことが起きると、「自分で買ったのに忘れるなんて、どうかしている」「私はもしかして認知症が始まっているのでは？」などと不安に思うかもしれません。

たとえば、歯磨き粉を買うときにぼんやりしていて注意力が散漫になっていれば、「買ったことを忘れてもう一度、歯磨き粉を買う」ということは普通に起こりえます。**たまたま間違えただけなら、深刻にとらえる必要はない**でしょう。

しかし、**認知症の症状として「買い物で同じ物をいくつも買う」という行動が現れることがよくある**のも確かです。つまり、「うっかり」ではすまされないほど何度も同じ物を買ってきたり、不必要な物を大量に買ってきたりして**棚に同じ物がたくさん並んでおり、本人が気づいていないというような状態になっているのであれば、それは認知症の発症を疑う必要がある**ということです。

CHECK POINT

★「買い物で同じ物をいくつも買う」のは認知症の症状の一つ

★同じ物をたくさん買い込んで棚の中に並べているのに、本人が気づいていない状態なら、認知症の発症も疑われる

図3-4

危ない「また同じの買っちゃった…」の見分け方

「同じ物を買ってしまう」にも危険度がある

気にしなくてOK	認知症発症を疑う

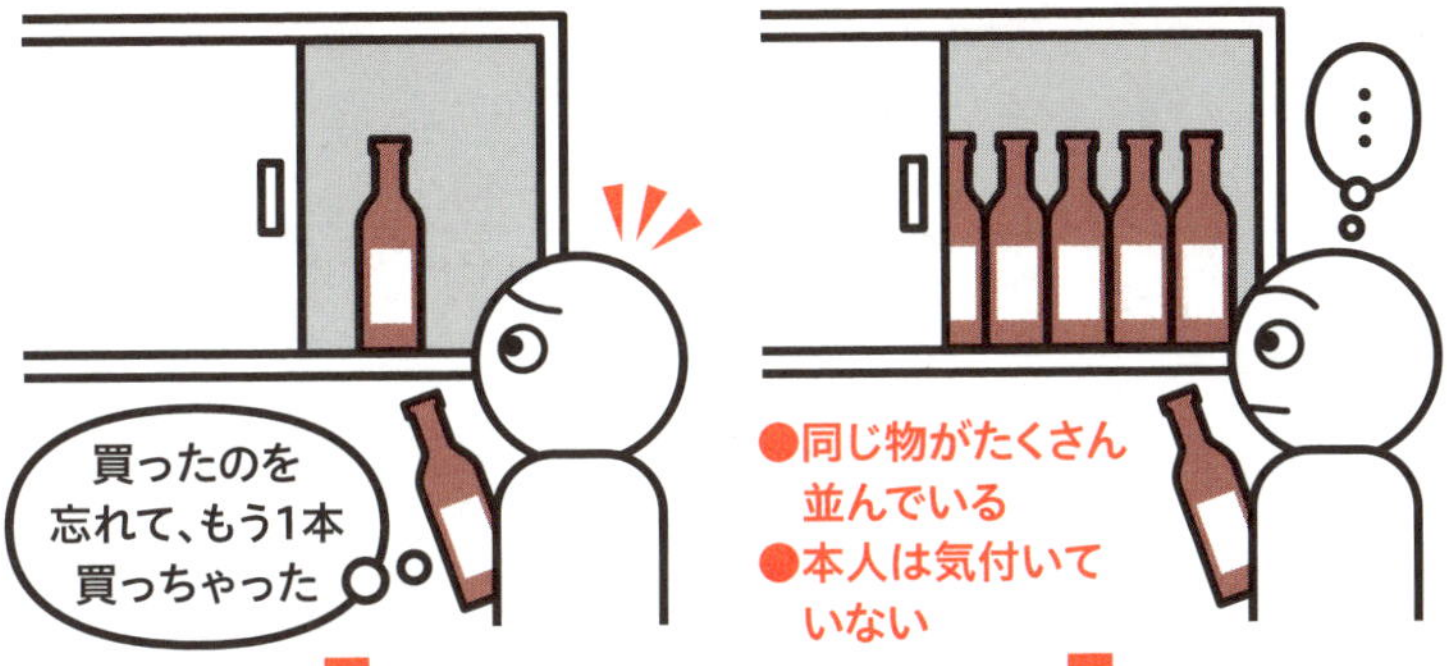

買ったのを
忘れて、もう1本
買っちゃった
●同じ物がたくさん
並んでいる
●本人は気付いて
いない

気にしなくてOK
↓
最初に買ったときに
注意力散漫になっていれば
起こりうる、単なるミス。
たまたまであれば心配不要

認知症発症を疑う
↓
何度も同じ物を買ってくる、
不必要な物を大量に買ってくる
といったケースは認知症に
なっている可能性がある

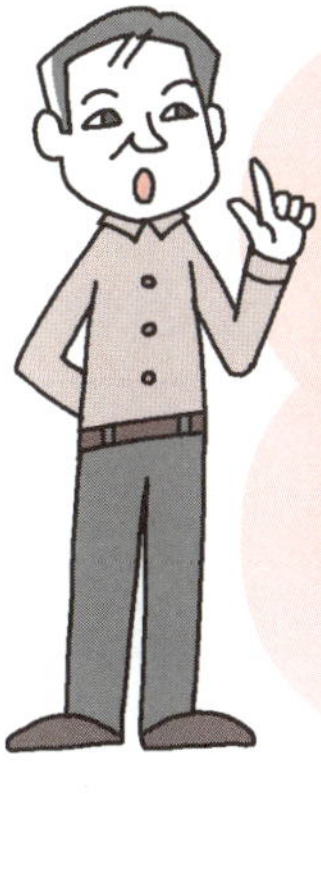

冷蔵庫の中に、牛乳など日持ちしない食品が何本も並んでいたりするのも、要注意ですよ

実家の母親は大丈夫かな…今度、帰省したら確認してみようと思います

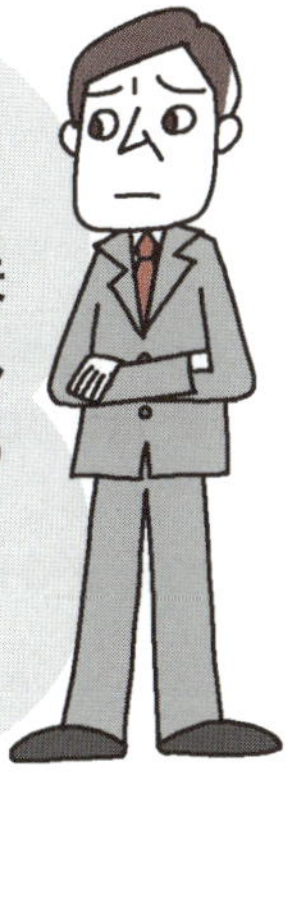

CHAPTER 3-5

時間や日付の感覚があやしくなるのは認知症の代表的な症状

「今日、何曜日だっけ？」とわからなくなることが頻発したら、「見当識障害」の可能性もあります。

曜日を間違う、いまが何年何月何日なのかがわからなくなるといったように、時間や日付の感覚があやしくなってきたら、それは「見当識障害」かもしれません。

見当識とは、日付、時刻、季節、自分がいる場所、自分と他者との関係など、基本的な状況の認識のことをいいます。見当識に障害が発生すると、**「土曜日なのに日曜日だと思い込む」「予定があるのに、それに合わせて準備ができない」「約束した時間を守れない」といったような問題が発生**するのですが、通常は本人に自覚がありません。

最初は日常生活に大きな支障はありませんが、見当識障害が悪化すると、夜中に出かけようとしたり、自分のいる場所がどこなのかがわからなくなって迷子になったり、自分の子どもを他人だと思い込んだりするようになることもあります。

見当識障害というのは認知症の代表的な症状で、発症しているかどうかを判断する際の重要なポイントでもあります。周囲の人が「時間や場所の感覚があやしくなってきたようだ」と感じることがあれば、病院に連れて行ったほうがいいでしょう。

CHECK POINT

- ★「見当識障害」になると、時刻、季節、自分の居場所、自分と他者の関係などを正しく認識できない
- ★見当識障害は、認知症を発症しているかどうかを判断する重要なポイント

図3-5

認知症の症状の一つ「見当識障害」とは

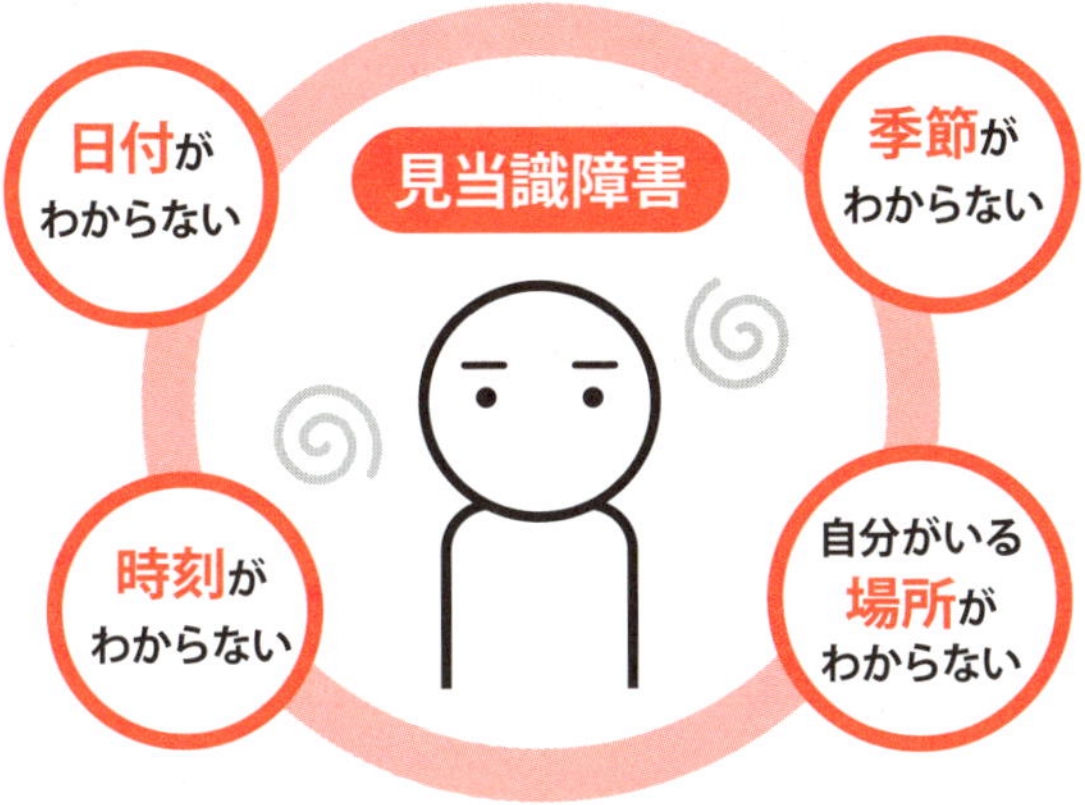
見当識障害
日付がわからない
季節がわからない
時刻がわからない
自分がいる場所がわからない

- 土曜日なのに日曜日だと思い込む
- 予定に合わせて準備できない
- 約束した時間を守れない

悪 ↓ 化

- 深夜に出かけようとする
- 迷子になる
- 自分の子どもを他人だと思い込む

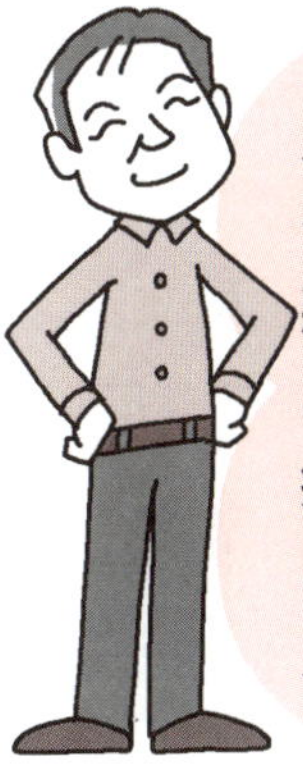

見当識障害が出ても、本人は「どこも悪いところはない」と思いがちで、認知症が始まっていることに気づけないケースもあります

高齢になれば、日付や場所の感覚があやしくなっても仕方ないのかなと思っていたんですが…

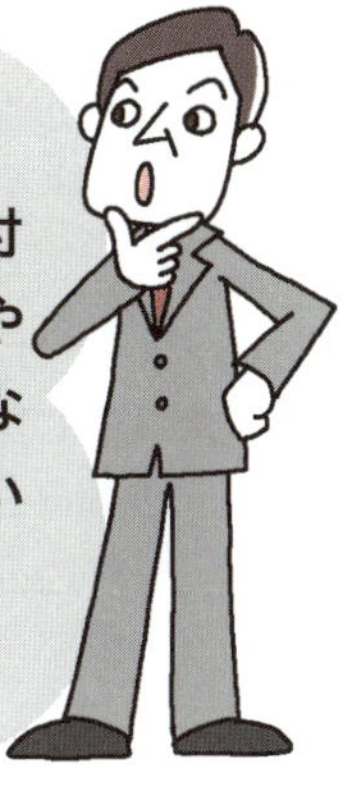

CHAPTER 3-6

服装を気にしなくなるのは脳の老化のサイン

脳が老いると、見た目も老ける！　だらしなくなるのは、脳の老化を示しているかもしれません。

若いころは身だしなみに気を遣っていた人が、年を取ると服装にこだわらなくなり、だらしない格好でも外に出るようになってくることがあります。**実はこれは脳の老化が進んでいるサイン**だと考えられますから、注意が必要です。

もともと服装に無頓着だった人なら心配することはありませんが、これまできちんとした身なりをしていた人が「あれっ？」という格好をしていたら、**前頭葉の働きが悪くなることで、社会との関わり方について正しい判断ができなくなった**ためではないかと考えられます。

そのうえ、**毎日同じ服を着ていたり、汚れた服をかまわず着たり、明らかにおかしな組み合わせの服装で出かけたりするようになれば、認知症と診断されるレベル**と言えます。髪をとかさなくなったり歯磨きをしなくなったり、女性であれば化粧をしなくなったりするのも、認知症発症のサインかもしれません。

症状がさらに進めば、服の表裏や上下がわからなくなり、うまく服を着られなくなります。これは「着衣失行」といい、中期に現れる認知症の症状とされています。

CHECK POINT

★だらしない格好を平気でするようになったら、前頭葉の働きが悪くなっている可能性がある

★「同じ服ばかり着る」「服の組み合わせがおかしい」といったことも、認知症の症状の一つ

図3-6

「様子がおかしいかも」と思ったら、危険度をチェック！

危険度チェック

- □毎日同じ服を着ている
- □汚れた服をかまわず着ている
- □明らかにおかしな組み合わせの服装で出かける
- □髪をとかさない、歯磨きをしない
- □女性が化粧をしなくなる

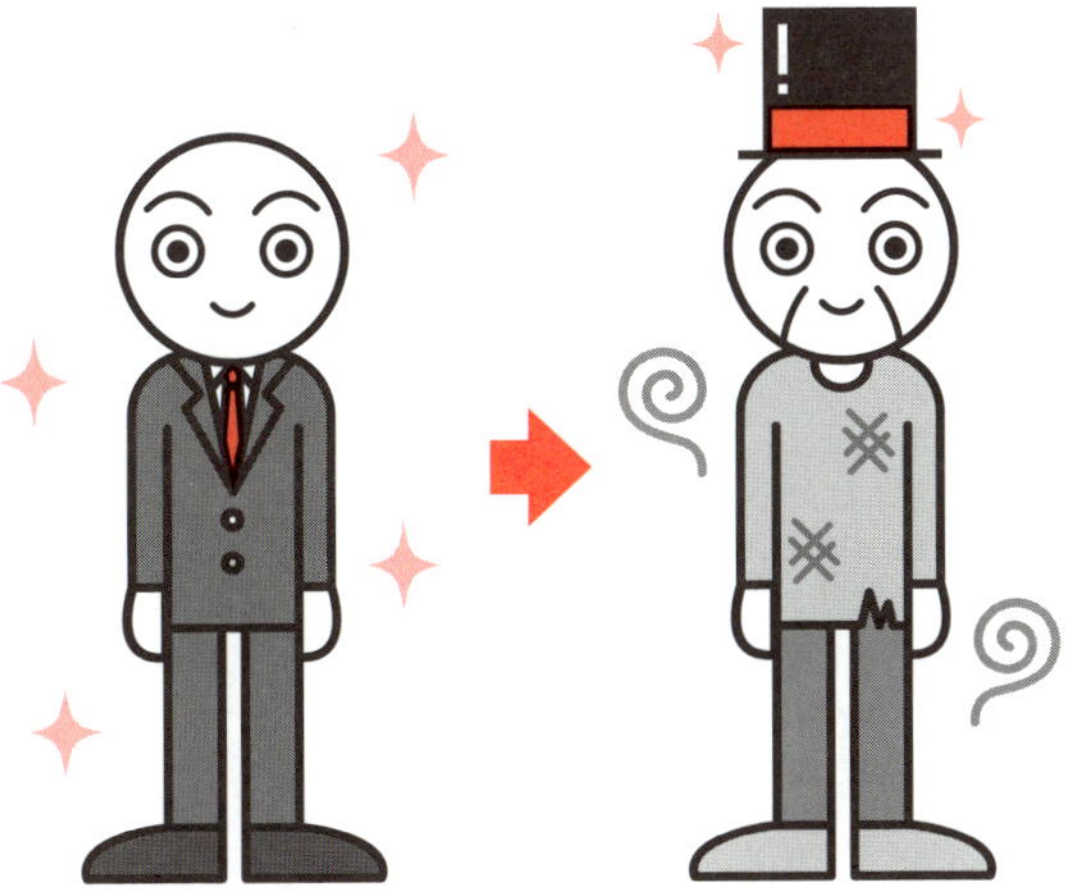

身だしなみに気を遣っていた人が、年を取って服装にこだわらなくなり、だらしない格好でも外に出るようになったら要注意！

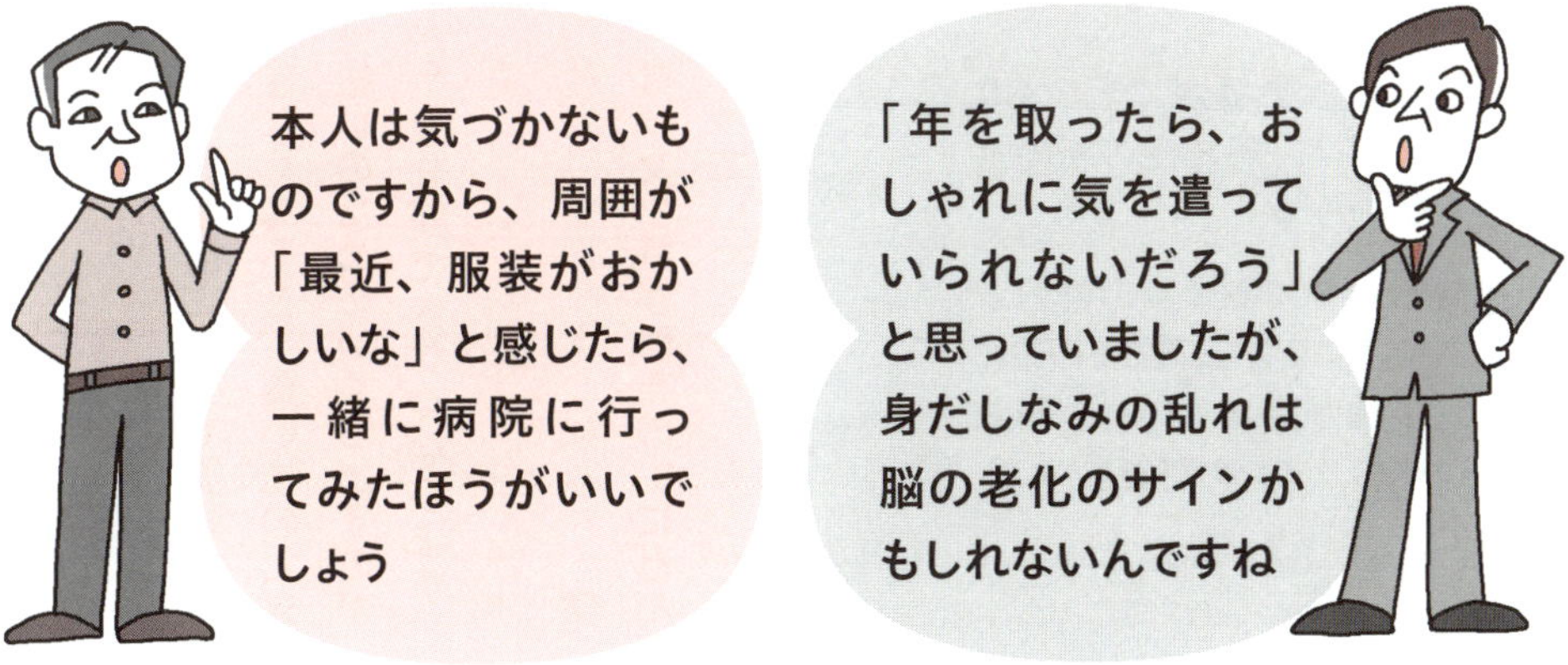

本人は気づかないものですから、周囲が「最近、服装がおかしいな」と感じたら、一緒に病院に行ってみたほうがいいでしょう
「年を取ったら、おしゃれに気を遣っていられないだろう」と思っていましたが、身だしなみの乱れは脳の老化のサインかもしれないんですね

おつりが計算できないのは認知症の初期症状

お店で支払いをするときは、自然におつりの計算をするもの。それができなくなってきたら、要注意です。

認知症の**初期症状の一つに、「簡単な計算ができなくなる」というものがあります。**わかりやすいのは、買い物の場面です。

たとえば、レジで「お会計は472円です」と言われたら、普通は「百円玉を4枚と五十円玉を1枚、十円玉を2枚、一円玉を2枚出せばいいな」とすぐ判断できます。これは簡単な計算がぱっとできているからです。

また、支払う金額が3400円で、財布の中に五千円札が1枚と百円玉が4枚あったら、5400円を出して2000円のおつりをもらうといった場面はよくあるでしょう。これも、瞬時に簡単な計算をすることができるからこそ、「百円玉も出して切りのいいおつりをもらおう」と判断できるわけです。

しかし、**認知症になって簡単な計算ができなくなると、買い物のときに「支払いのためにいくら出すのが適切か」も判断できなくなります。**このため、いつも千円札や五千円札、一万円札だけを出すようになり、**使わなくなった小銭が財布の中にどんどん貯まっていく**といったことが起きるのです。

CHECK POINT

★簡単な計算ができなくなるのは、認知症の初期症状の一つ

★買い物でおつりの計算ができなくなり、財布の中に小銭が溜まるのは、認知症のサインの可能性も

図3-7 財布に小銭が溜まっていたら、認知症の可能性も

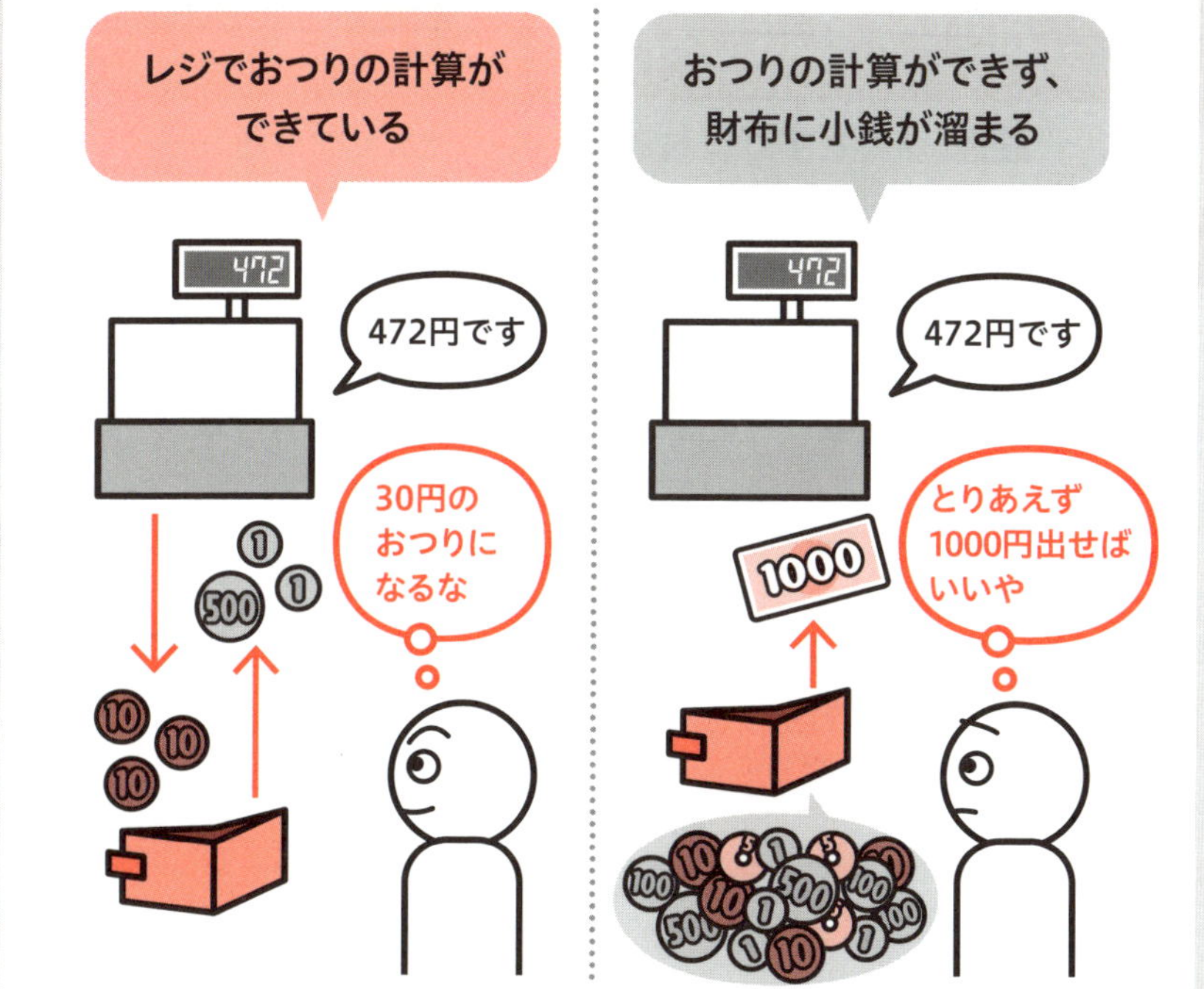
レジでおつりの計算ができている
472
472円です
30円のおつりになるな
1
500
1
10
10
10
おつりの計算ができず、財布に小銭が溜まる
472
472円です
とりあえず1000円出せばいいや
1000

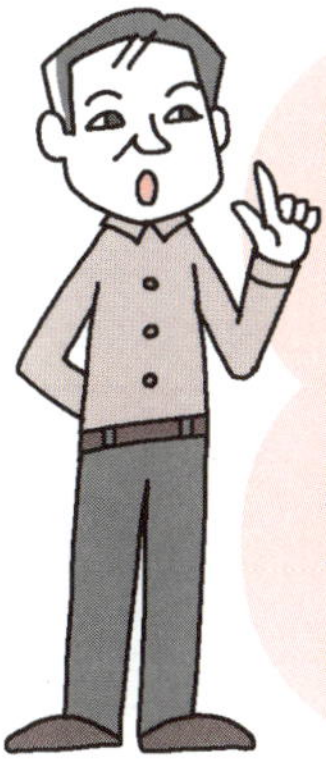

簡単な計算ができなくなっても、買い物で支払いをすませることはできますから、周囲の人が異常に気づかないことも少なくないんですよ

「おつりの計算ができているのかな」と心配になったときは、財布の中身を見せてもらったほうがよさそうですね…

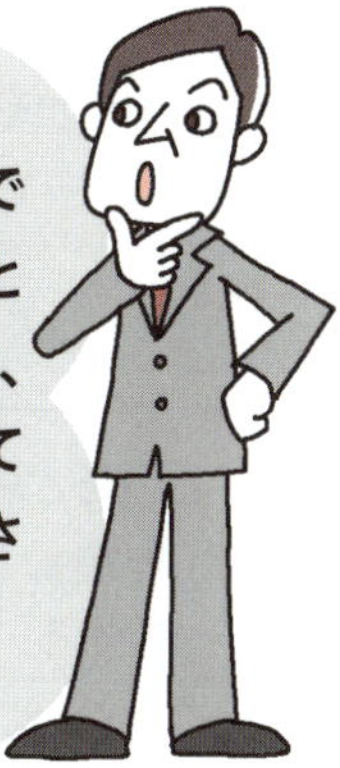

CHAPTER 3-8

1キロ歩いて疲れるようだと脳の老化が急速に進む

「最近、歩くとすぐ疲れる」「長く歩けなくなった」…
これは体力だけの問題ではなく、脳にも影響があります。

年を取るとどうしても疲れやすくなり、長く歩くことができなくなるものです。

体力が衰えていくのはある程度は仕方ないと言えますが、**「疲れるから」と歩くことを避けるようになると、心肺機能が衰え、脳の血流が落ちて、老化を促進する**ことになりかねません。

脳の老化が進むと意欲もわかなくなり、頑張って体力を維持しようという気持ちにもなりにくく、さらに歩かなくなって心肺機能が落ちて……という悪循環に陥ることも考えられます。

「最近、めっきり歩けなくなった」という人は、すでに悪循環に陥っている可能性もありますから、注意が必要でしょう。

年を取ったら、ある程度努力しなければ若々しさを保つことはできません。

目安として、少なくとも1キロ程度は、無理なく歩けるくらいの体力を維持したいところです。1キロ歩いて疲れてしまうようだと、心肺機能もかなり低下していると考えられ、急速に脳の老化が進んでしまうおそれがあります。

CHECK POINT

★体力が衰えて歩くことを避けるようになると、心肺機能が落ち、脳の血流も悪くなって老化が進みやすくなる

★少なくとも、1キロ程度は無理なく歩ける体力を維持する

図3-8

歩くことと脳の老化の関係

1キロ程度は無理なく歩ける
体力があり、
歩くことを心がけている
↓
心肺機能を維持できる
↓
脳の血流が保たれる
↓
脳の老化防止に

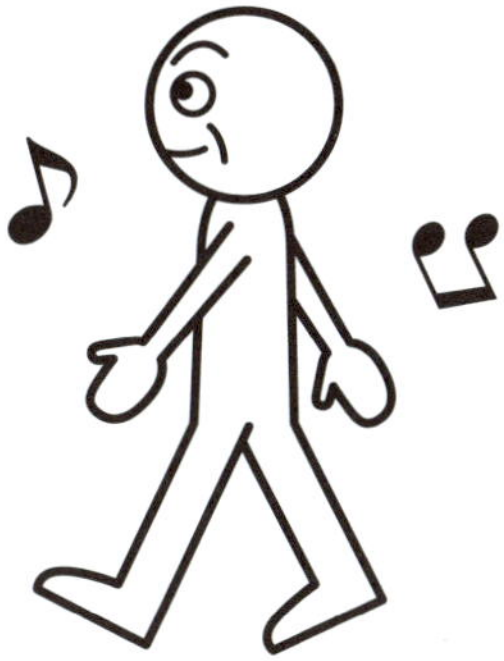

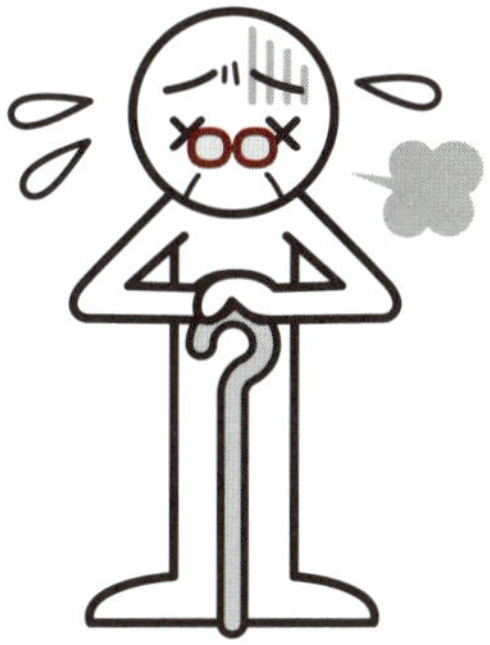

1キロ歩く程度で疲れる
↓
歩くことを避ける
↓
心肺機能が衰える
↓
脳の血流が落ちる
↓
脳の老化促進

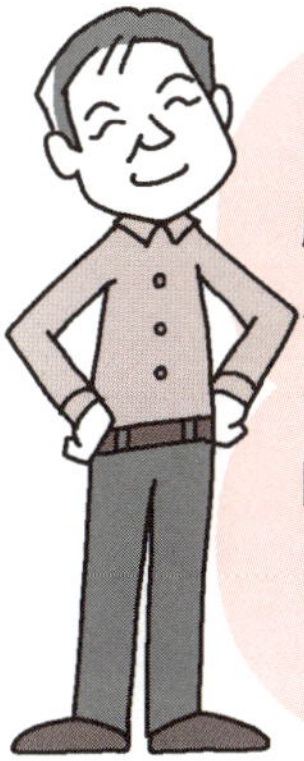

脳の老化にも影響することを考えて、もう少し努力して歩く時間をつくりたいところですね！

もともと歩くのはあまり好きではないんですが、最近は疲れやすくて以前よりも歩かなくなっているかもしれません…

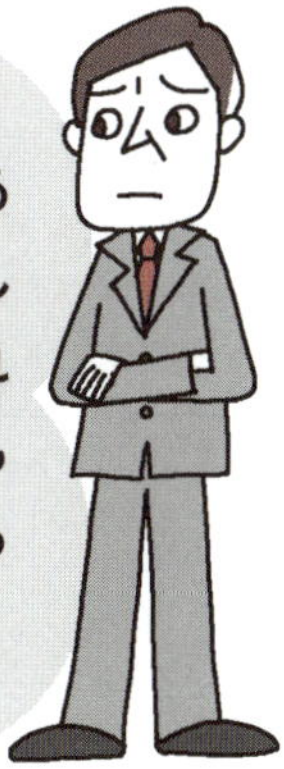

高学歴の人ほど、認知症になると進行が速い

読んだものが頭に入らないのは

うつ状態の可能性も

新聞や本を読む習慣がある人の場合、「どうも最近、読んでも内容が頭に入らなくなってきた」ということが起きるかもしれません。このような症状は周囲が気づくことはあまりなく、本人が最初に「おかしいな」と感じるケースが多いでしょう。

読んだものの内容が頭に入らないのは、物事への関心や意欲が薄れてしまっている状態と考えられます。もしかすると、うつ状態になっているかもしれません。

高齢になってからうつ病を発症すると、老人性のうつ病という診断を受けることがありますが、うつ病と認知症は関連があることに注意が必要です。うつ状態になったのは認知症の初期段階である可能性があるほか、うつ病そのものが認知症の危険因子になることも考えられます。

教育歴が高い人は
認知症を発症しにくいが…

新聞や本を読む習慣がある人は、教育歴

Column

が高めであるケースも多いと思いますが、教育歴の高い人がひとたび認知症を発症すると、進行が速い傾向があるので注意が必要です。

これは、教育歴が高い人は「脳のゴミ」が脳内に広がっても認知症を発症しにくいからだと考えられます。

CHAPTER2のコラムでご紹介したナン・スタディのシスター・メアリーのように、脳が認知症を発症してもおかしくない状態になっても、残った脳機能が失われた機能をカバーする力がある限りは、発症には至りません。

しかし、このような状態の人が認知症を発症した場合、脳内はすでに「脳のゴミ」が限界まで溜まっている状態にありますから、堰を切ったように病状が進行してしまうおそれがあるのです。

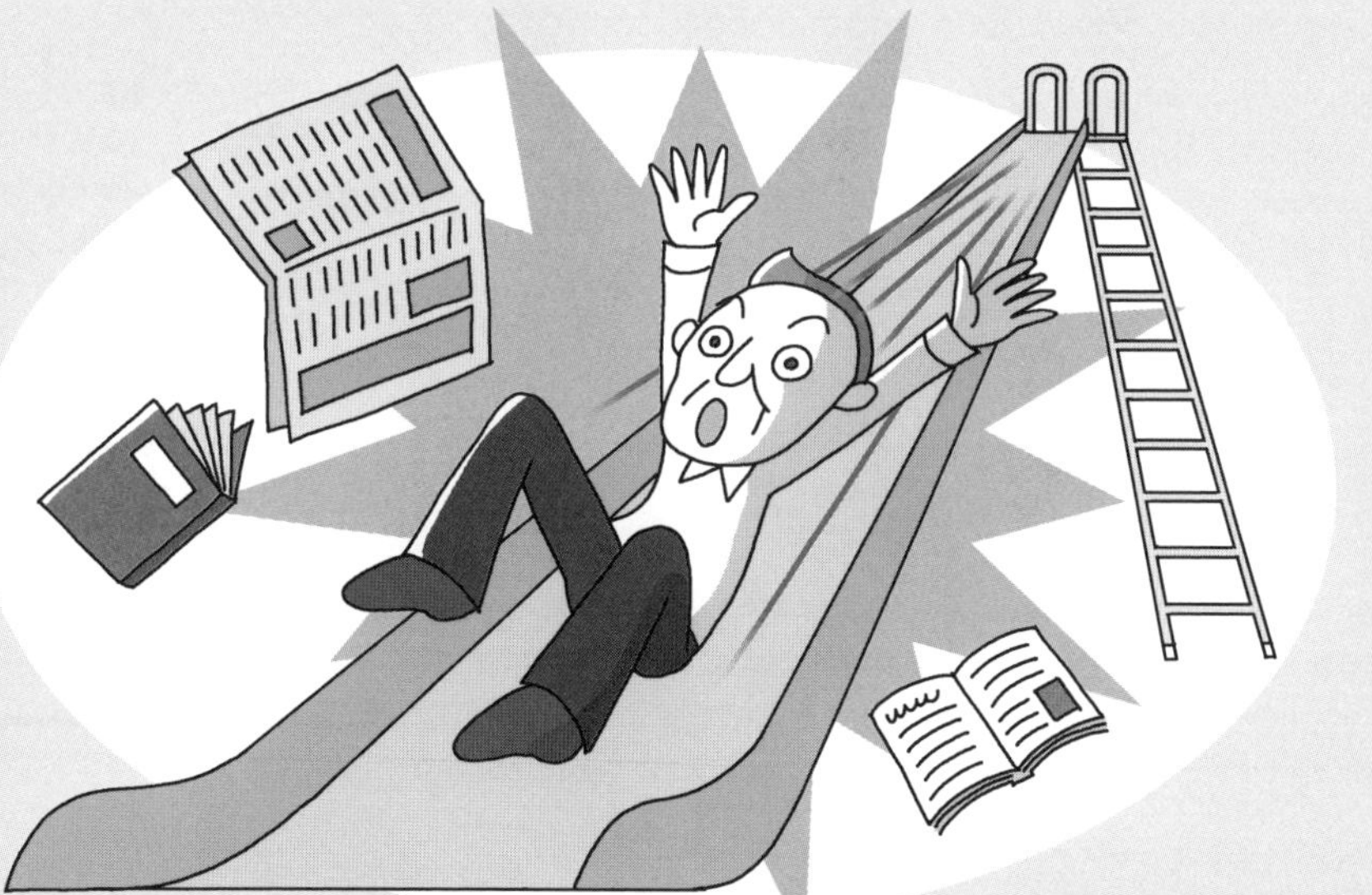

CHAPTER 4

100歳でも若々しい脳を持っているのは、どんな人？

Contents

適度な運動、ノーストレス、腹7分目…「100歳を超えても元気な人」に共通するポイントとは？

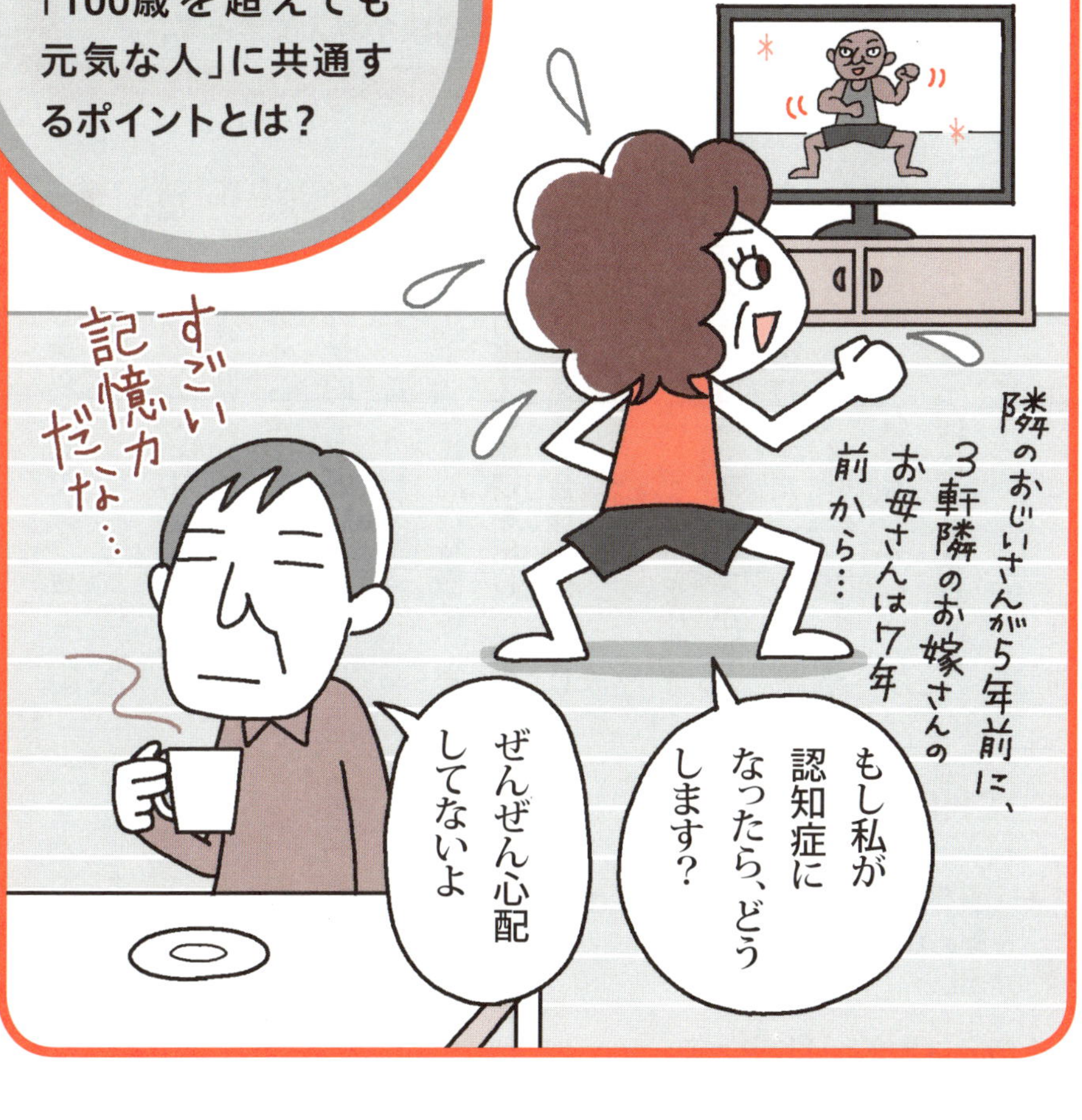
隣のおじいさんが5年前に、3軒隣のお嫁さんのお母さんは7年前から…
もし私が認知症になったら、どうします？
ぜんぜん心配してないよ
すごい記憶力だな…

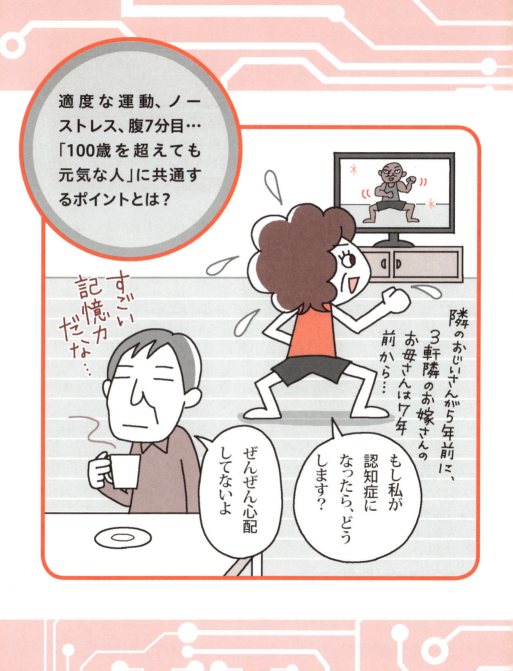

CHAPTER 4-1

100歳になっても頭が冴えている人に共通していることとは？

100歳以上の「百寿者」の性格を知ると、いつまでもイキイキと長生きする秘訣が見えてきます。

100歳以上まで長生きしている「百寿者」を対象とした各種調査・研究から百寿者の性格の特性などを分析したレポートによれば、百寿者は心身症や神経症の傾向がなく、日常的な不安感や抑うつ状態もほとんど見られないことがわかっています。性格的な特徴は、**素直に自分の考えや感情を出し、物事を理詰めに考えず、合理的処理をしない**傾向があるそうです。

この性格的な特徴の部分を見ると、**百寿者の方は「ストレスが溜まらない性格の持ち主だ」**ということが言えそうです。言いたいことを言い、「まあ、こんなものでいいか」と**物事を大ざっぱに考える**ほうが、百寿者に近づけそうです。

このほか、百寿者には「一人で何でも楽しめるけれど、適度に周囲に合わせることもできて、いずれにしてもストレスを溜めずにいられる」という柔軟性や、**細かいことを気にせず「決めた目標を達成することにこだわる」**という意思の強さを持っています。**脳が達成感によって活性化する**ことを考え合わせると、百寿者が長生きできる理由の一端が垣間見えます。

CHECK POINT

★「百寿者」は、ストレスを溜めない性格の持ち主が多い

★物事は大ざっぱに考えていること、適度に周囲に合わせられること、決めた目標を達成することなども「百寿者」の特徴

図4-1

100歳以上の人に共通する、脳を若く保つ習慣

□自分の考えや感情は、
我慢せず素直に表に出す

□理詰めでものを考えたり
合理性にこだわったりせず、
物事は大ざっぱに考える

□周囲に適当に合わせつつ、
自分がやりたいことをやり、
ストレスを溜めない

□一度目標を決めたら、
細かいことにはこだわらずに
到達することを目指す

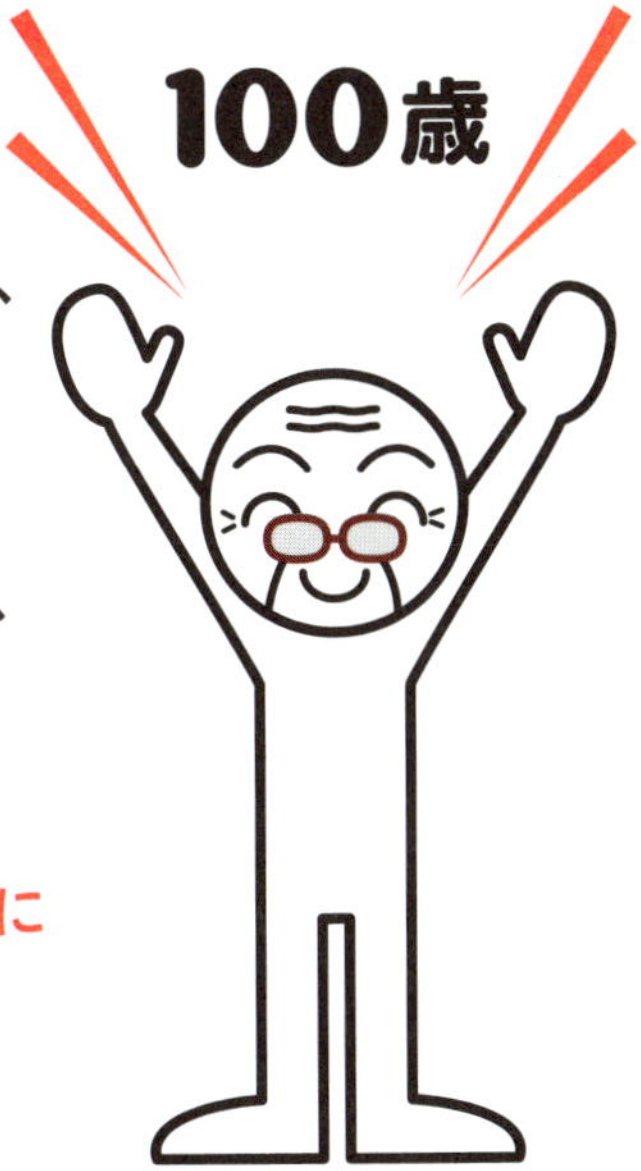

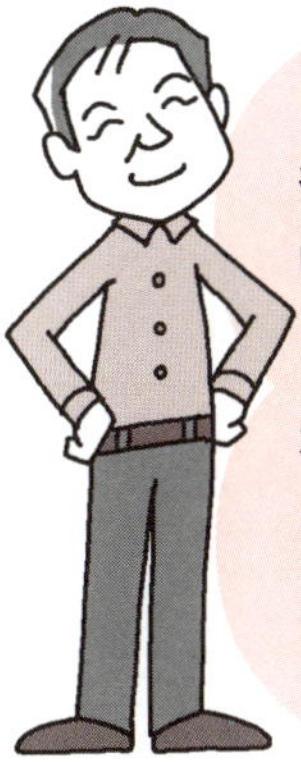

各種調査に回答している人は、アンケートにしっかり答えられるくらい脳の健康も保っていると考えられますからね

100歳以上まで元気で長生きしている人を対象とした調査の結果というのは、興味深いですね

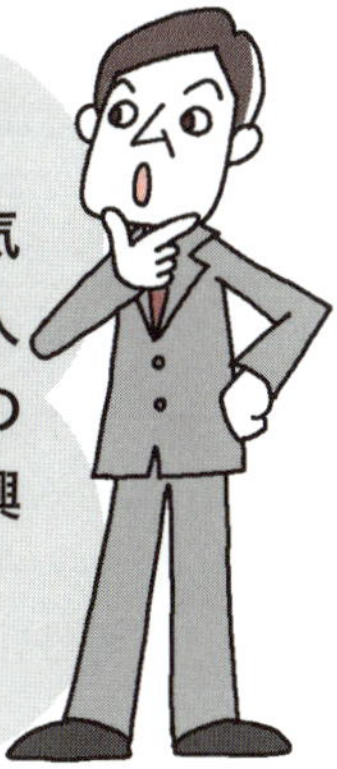

CHAPTER 4-2

脳を若々しく保って長生きするには「腹7分目」

食事をいつもお腹いっぱい食べてしまうという人は、ここで「長生きに関わる遺伝子」について学んでおきましょう。

年を取っても心身ともに健康な状態を維持する理想的な老い方のことを、「サクセスフルエイジング（健康老化）」といいます。

サクセスフルエイジングを実現している人については多くの研究があり、どのような遺伝子が関与しているのかもわかってきました。サクセスフルエイジングに関与する遺伝子の発現が活性化されれば、それだけ脳の老化を遅らせることにもなると考えられます。〝長寿遺伝子〟として近年、注目を集めているのは「サーチュイン遺伝子」で、**アンチエイジングの観点では、サーチュイン遺伝子を活性化させることが有効**だと考えていいでしょう。

サーチュイン遺伝子は、**飢餓状態になったりカロリー制限をしたりすると活性化する**ことがわかっています。サーチュイン遺伝子を活性化させるなら、「腹7分目」程度を目安にしたいところです。

また、**レスベラトロールというポリフェノールを摂取すると、サーチュイン遺伝子が活性化**します。レスベラトロールを含む赤ワインなどをたしなむことはアンチエイジングにつながると言えるでしょう。

CHECK POINT

- ★「長寿遺伝子」であるサーチュイン遺伝子は飢餓状態で活性化するので、食事は「腹7分目」に
- ★サーチュイン遺伝子は、レスベラトロールというポリフェノールの摂取によっても活性化する

図4-2 脳を若く保つための食事の習慣

□食事は常に「**腹7分目**」を心がける

□赤ワインや赤ブドウのジュースなどで**レスベラトロールを摂取**する

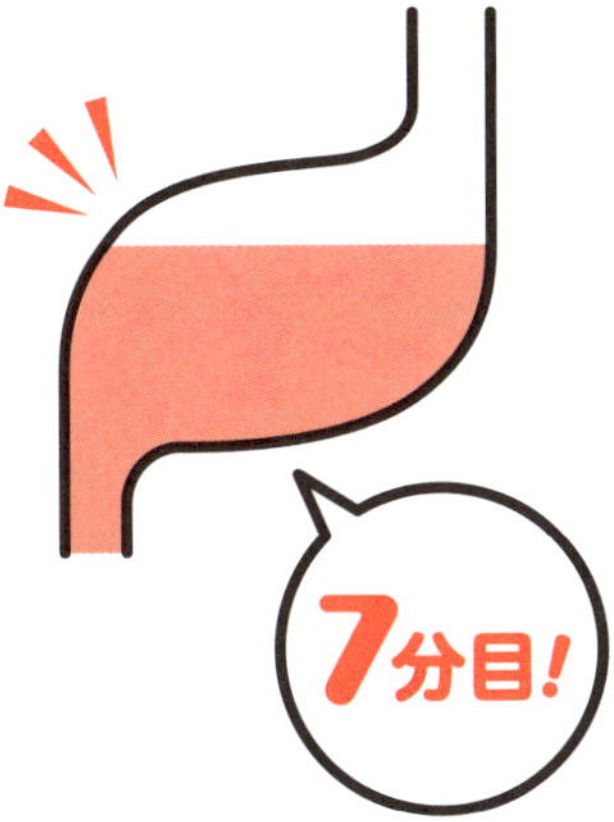

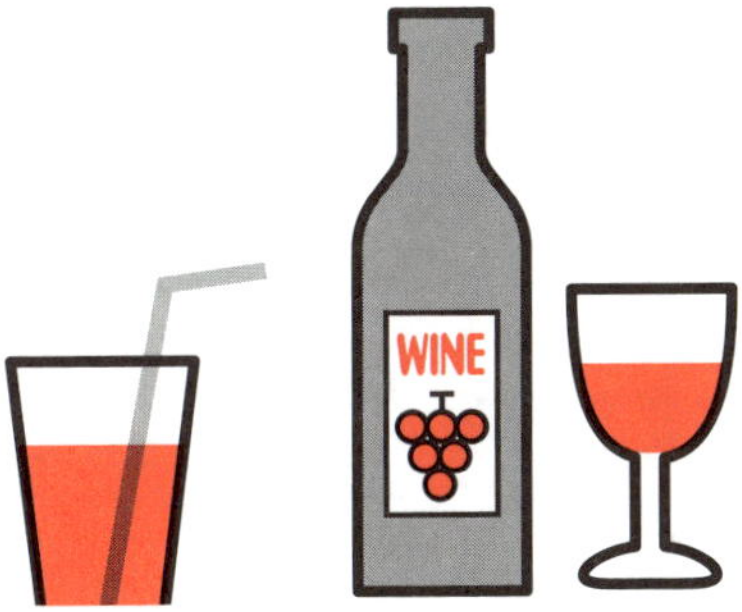

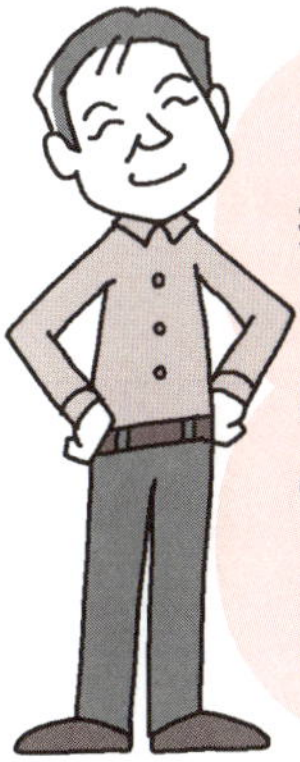

レスベラトロールを摂取するなら、もともと赤ブドウの果皮に含まれるものなので、赤ブドウを皮ごと食べてもいいでしょう

よく「健康のためには腹8分目」と言いますが、それよりさらにもう少し、食べる量を減らしたほうがいいんですね…

CHAPTER 4-3

外に出て人と交流しないと、脳は若さを保てない

サクセスフルエイジングを実現している人の共通点を知って、認知症の予防につなげましょう。

サクセスフルエイジングを実現している、精神的に健康で明晰な脳活動を示す理想的な年の取り方をしている人たちに共通するのは、**「社会的交流がさかん」「知的刺激を受ける機会が多い」「体重を維持している」「エクササイズをしている」**という点です。

興味深いのは、サクセスフルエイジングを実現し、ボランティアとして死後の解剖に同意していた人の脳を調べたところ、認知症の症状と同様の脳萎縮や「脳のゴミ」が見られる人がいたことです。つまり、脳の老化がかなり進行しても、**社会的交流、知的刺激、体重維持、エクササイズなどを実践して脳の活動を維持すれば、認知症の発症を阻止することが期待できる**のです。

ちなみに、ここでいうエクササイズとは、幅広い屋外活動を含みます。ガーデニングや、ゴルフのように動作がゆっくりしたスポーツなどでもよいでしょう。さらに、新しいスポーツにチャレンジするのは効果が高いと思います。**新しいことを学ぶと、脳に新たな活性パターンが生じ、それに対応して新しいシナプスがつくられる**からです。

CHECK POINT

★社会的交流の多さや体重の維持など、サクセスフルエイジングを実現している人には共通点がある

★サクセスフルエイジングを実現している人は「脳のゴミ」があっても認知症になりにくい

図 4-3

脳を若く保つ「サクセスフルエイジング」のポイント

□社会的交流を活発にする

□知的刺激を受ける

□適正な体重を維持する

□外に出て身体を動かす

□新しいスポーツに挑戦する

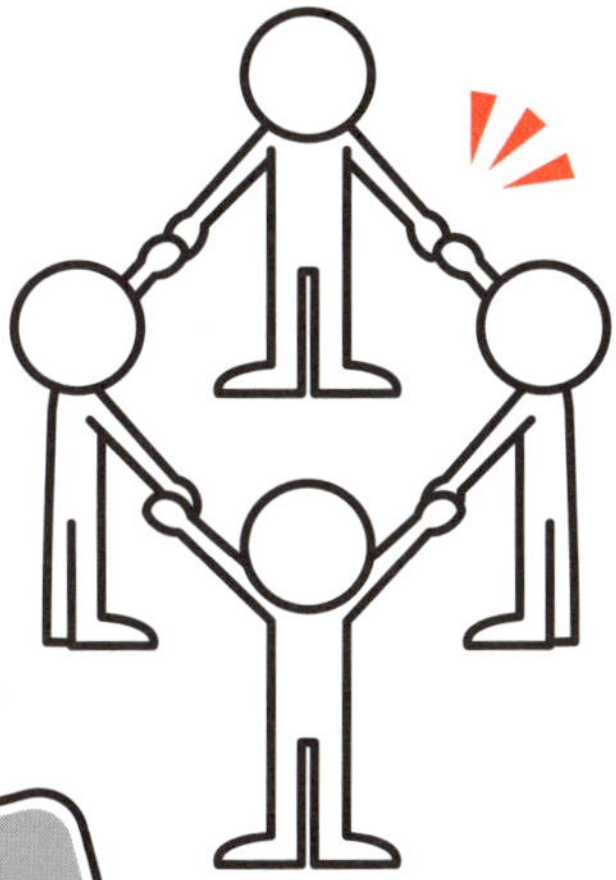

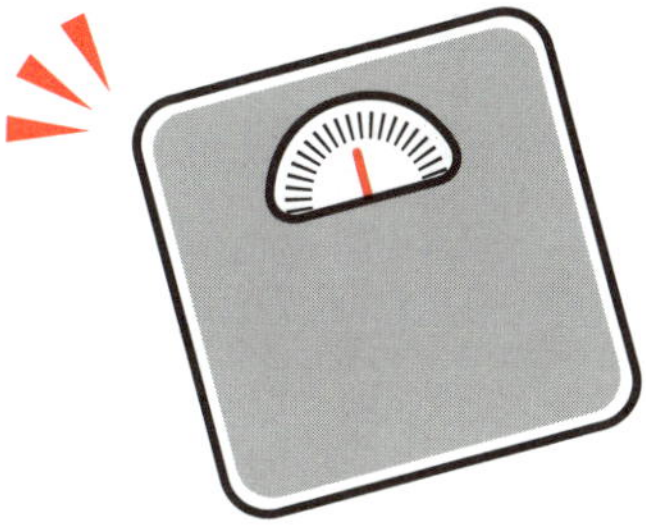

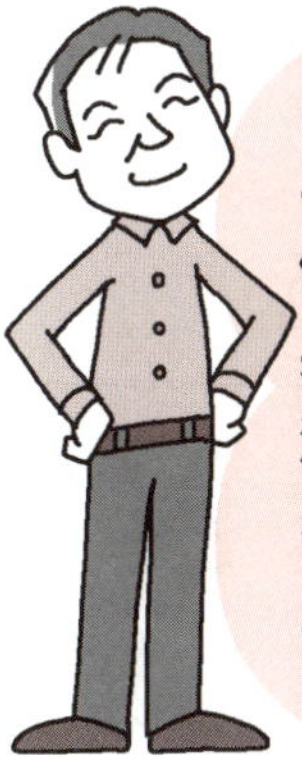

エクササイズは脳の働きを高めるのに効果的で、神経細胞が減るスピードを抑えることもできるんですよ！

老後は、何か新しいスポーツを始めて仲間をつくり、よく身体を動かす…というのがよさそうですね

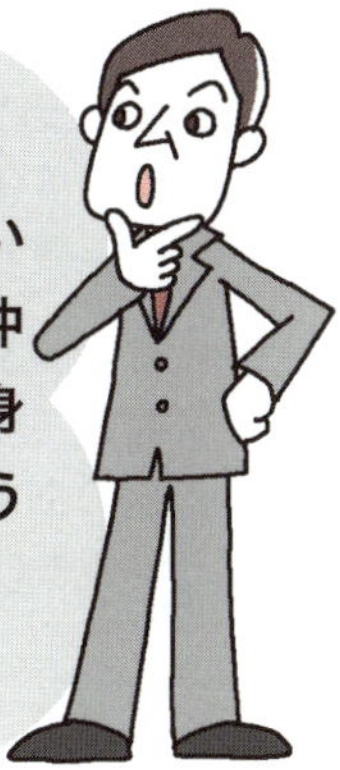

有酸素運動で心肺機能を強化することは脳にいい

脳の血流と脳の機能には、関連性が見られます。脳血流をよくするには、有酸素運動が効果的です。

エクササイズによって脳の老化を防止できる理由として、脳血流が増すことが大きなポイントになっていると考えられます。脳内を流れる血液は1分間におよそ500ミリリットルなのですが、60～91歳の892人を対象にした調査からわかったのは、この**脳血流が少ない人ほど、脳が情報を処理する速度や実行機能、記憶機能が悪い**ということだったのです。

有酸素運動と記憶機能の改善に関する研究によると、実際に12週間トレーニングを行った人の脳機能について調査した結果、記憶機能が6週目から12週目まで改善し続けたといいます。

高齢になれば心肺機能がある程度落ちてくるのは自然なことですが、これは同時に脳血流が減って、脳の機能が衰えることを意味します。**脳の老化を防ぐためには、できる限り心肺機能を維持することが必要**なのです。ですから、有酸素運動はできれば40～50代のうちにスタートして、習慣化したほうがよいと思います。**少なくとも1日30分以上、できれば60分程度**を目安にチャレンジしてみてください。

CHECK POINT

- ★脳血流が少ない人ほど、脳の情報処理速度が遅く、記憶機能も悪い
- ★有酸素運動によって心肺機能を強化することで、脳の血流を改善することが望ましい

図4-4 脳を若く保つための運動のポイント

□1日30～60分の有酸素運動で心肺機能を鍛える

□心肺機能強化には40～50代のうちに取り組み始める

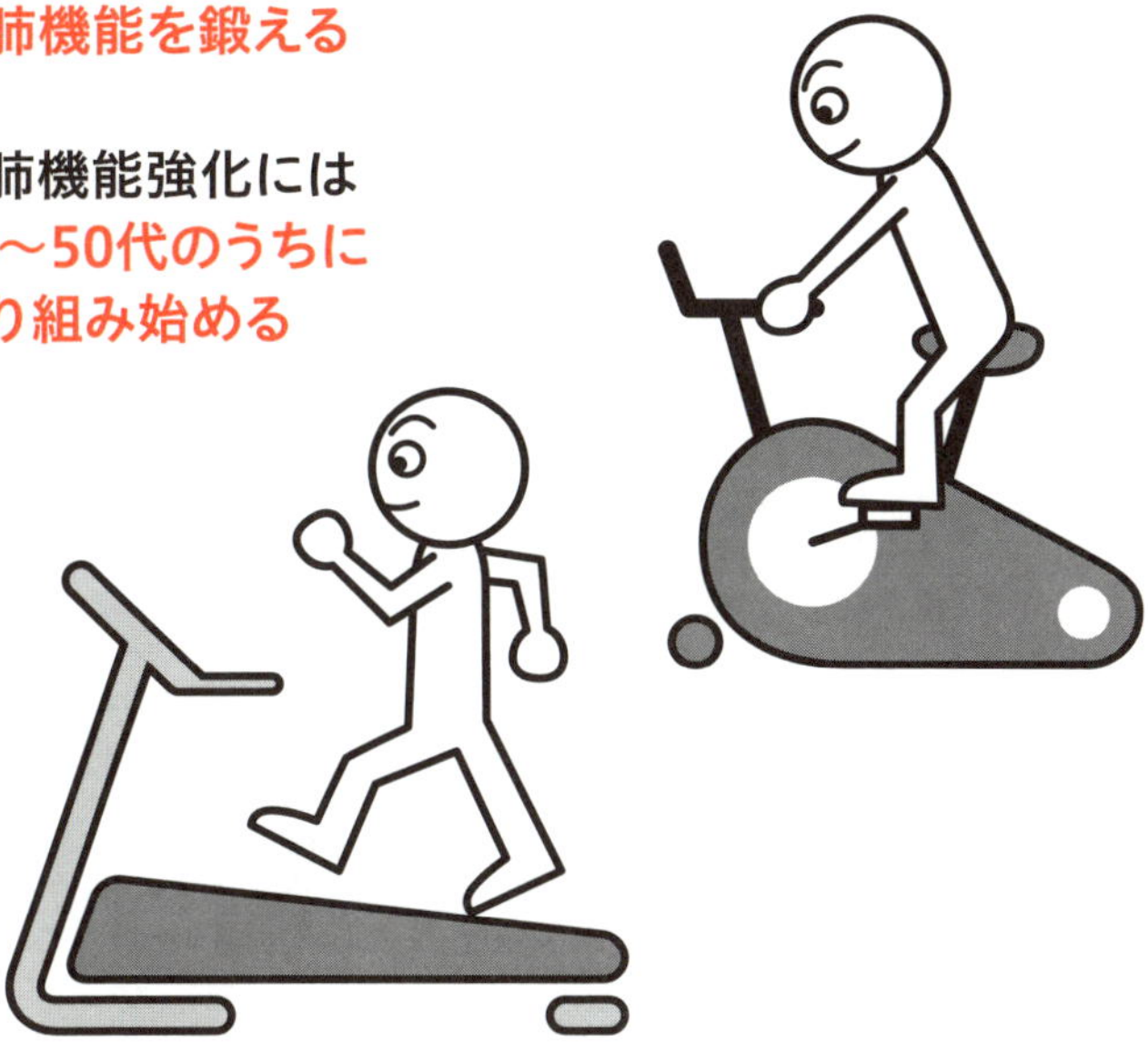

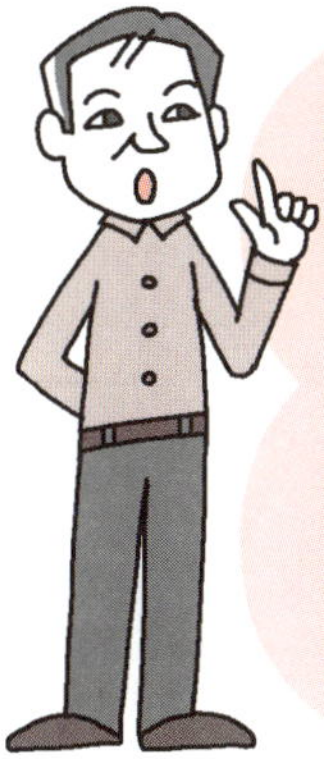

研究では、エアロバイクやランニングマシンで、最大心拍数の50～75%を維持しながら50分間運動するとよいとされています。参考にしてください

本気で心肺機能を鍛えるために有酸素運動をするなら、具体的にはどんなことをやればいいんでしょうか？

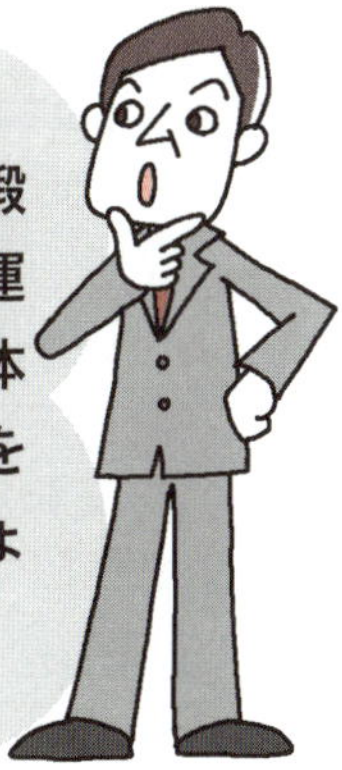

CHAPTER 4-5

抗酸化作用のあるものを食べて、脳の活性酸素を取り除く

日々の食事も、脳の老化と密接な関係があります。ここでは「抗酸化作用」に着目してみましょう。

脳の老化防止には、抗酸化作用を持つ食べ物を摂ることが効果的と言われます。青魚に含まれるオメガ-3脂肪酸は脳機能の維持に役立つことがわかっていますが、これは**オメガ-3脂肪酸が神経伝達効率を活性化させ、活性酸素を取り除いて脳の老化を防ぐ**からです。

関連する研究として有名な厚生労働省による「利根プロジェクト」では、介入を行う群は、適度な運動と良質な睡眠に加え、栄養面に関しては**「EPA」「DHA」「イチョウ葉」「リコピン」**を複合したサプリメントを1日2回、朝晩に3粒ずつ服用したそうです。EPAとDHAは青魚に含まれる栄養素で、動脈硬化予防に効果があると考えられています。イチョウ葉は脳の血流改善を、トマトの色素である抗酸化物質リコピンは活性酸素を除去することを狙いとしています。

すると、**介入を行った群は行わなかった群と比べて認知症の発症率が約30％低い**という結果が出ました。つまり、**適度な運動や良質な睡眠に加え、抗酸化作用のある食べ物や脳血流を改善する食べ物を摂取することが効果的**だということです。

CHECK POINT

- ★青魚に含まれるオメガ-3脂肪酸は、活性酸素を取り除いて脳の老化を防ぐ
- ★抗酸化作用のある食べ物、脳血流を改善する食べ物を摂取することは、認知症予防に効果がある

図4-5

脳を若く保つためのカギになる「抗酸化作用」

□脳の老化を遅らせるために、抗酸化作用のある青魚やトマトなどを摂って脳の活性酸素を取り除く

□青魚は抗酸化作用だけでなく動脈硬化予防の観点からも積極的に食べる

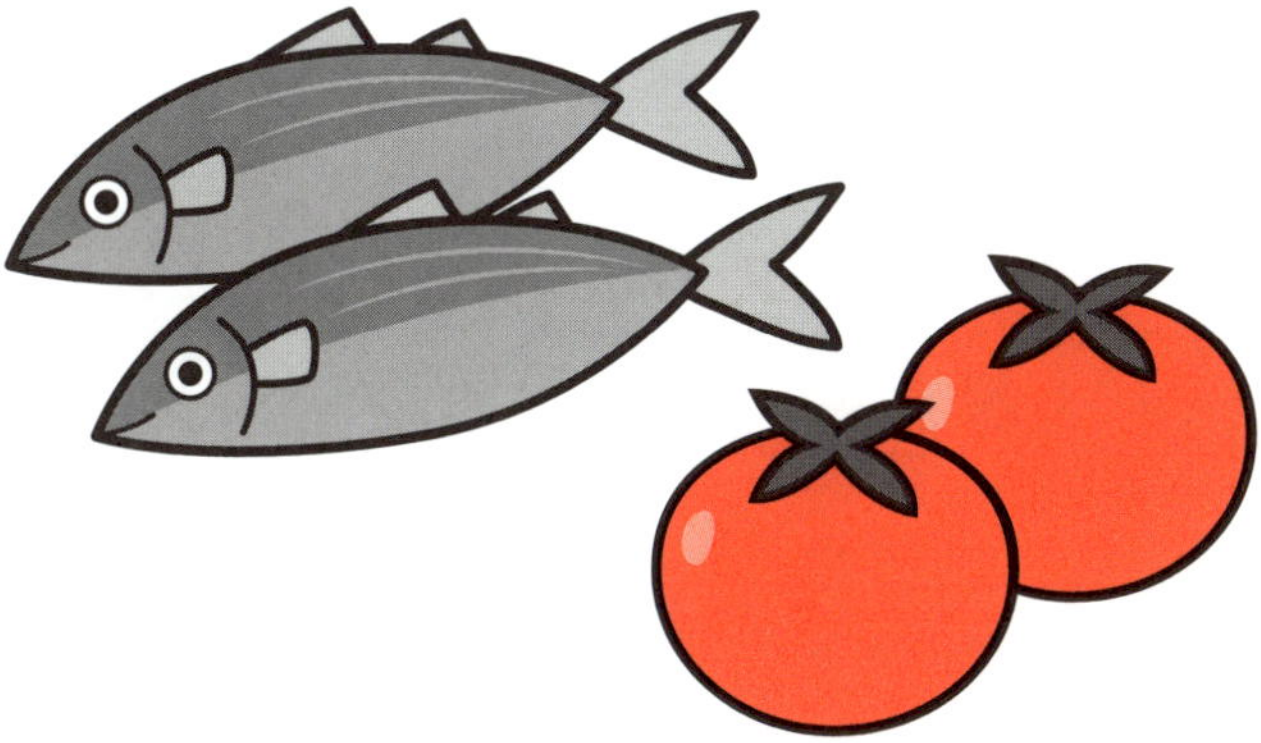

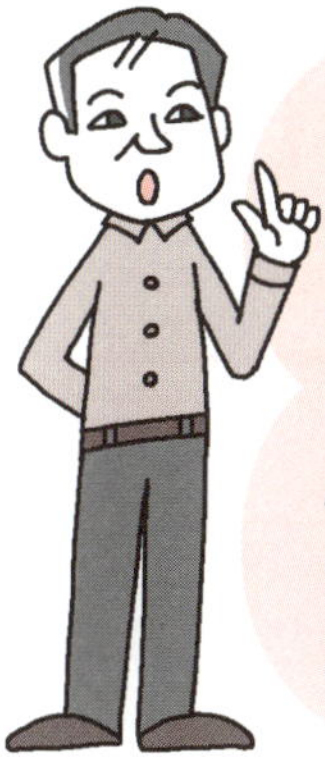

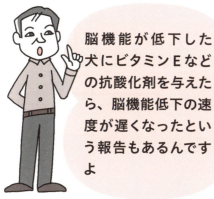

脳機能が低下した犬にビタミンEなどの抗酸化剤を与えたら、脳機能低下の速度が遅くなったという報告もあるんですよ

活性酸素がよくないということは耳にしますが、脳にも悪影響を与えるんですね

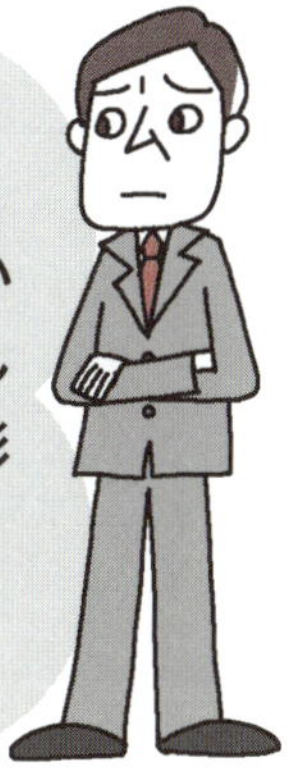

CHAPTER 5

認知症になりやすい習慣に要注意!

Contents

「脳の血流が悪い」「頭をあまり使わない」「野菜や果物を食べない」…危険な習慣をチェック！

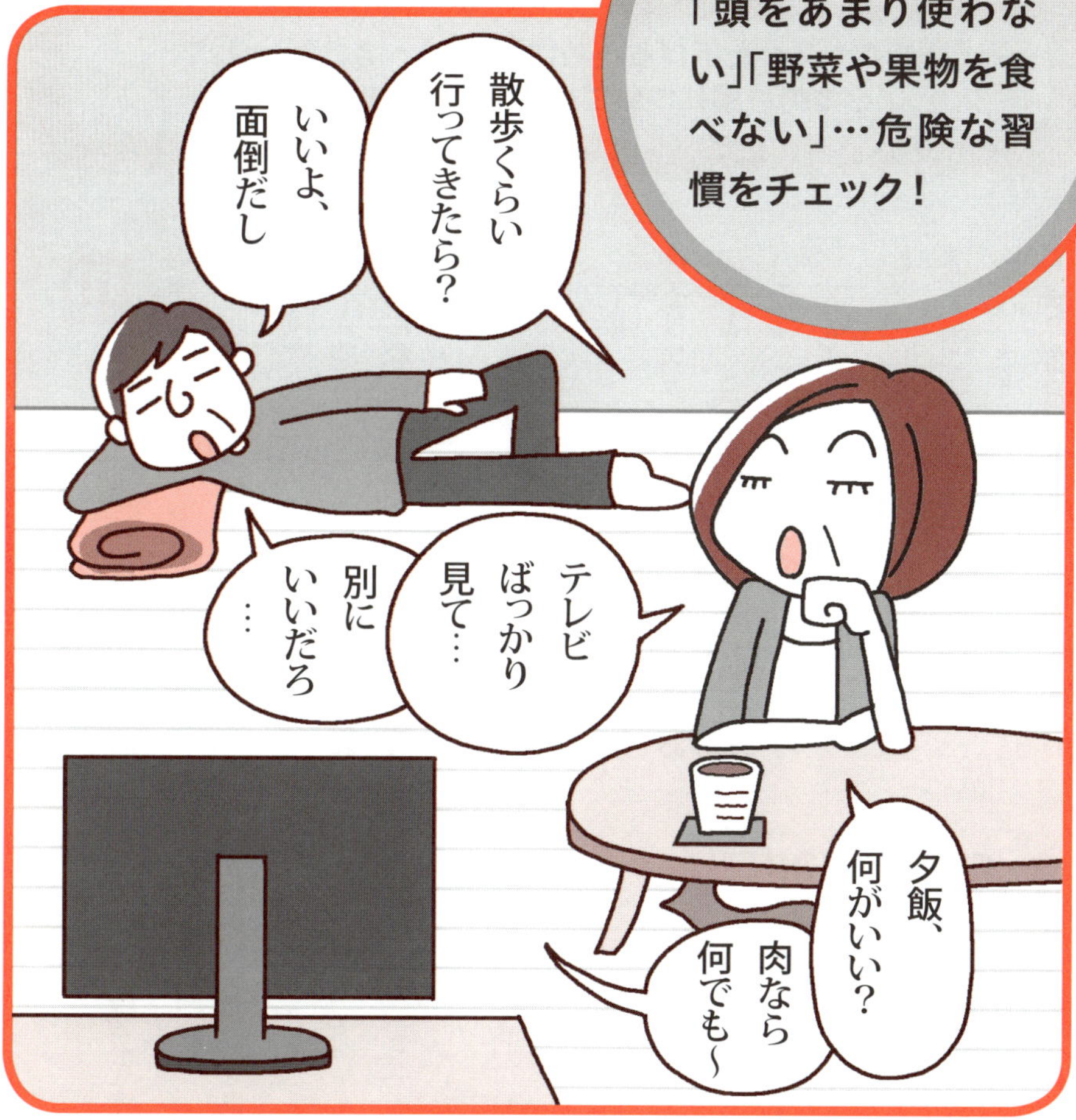
散歩くらい行ってきたら?
いいよ、面倒だし
テレビばっかり見て…
別にいいだろ…
夕飯、何がいい?
肉なら何でも~

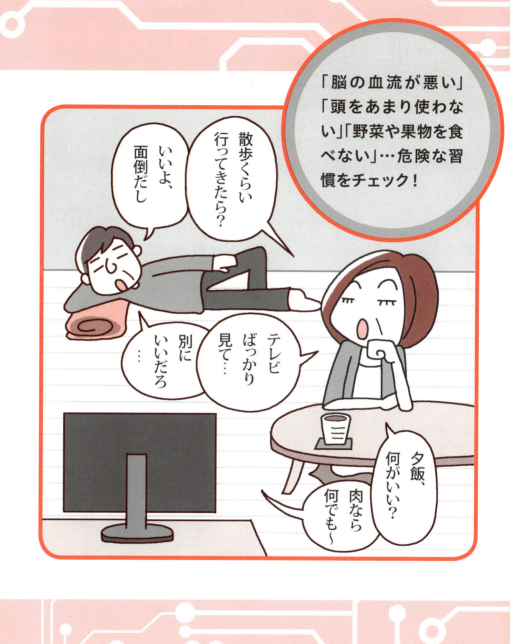

CHAPTER 5-1

認知症になる人が陥りやすい3つの習慣

認知症リスクを下げるために「やめるべきこと」として、3つの習慣について押さえておきましょう。

前章までに、さまざまな研究により導き出された認知症予防のポイントを見てきました。

しかし「脳にいい」とわかっていることでも、なかなか実行できないのが人間です。そこでこの章では**「認知症になる人が陥りやすい3つの習慣」**についてご説明していきたいと思います。

「脳にいい」ことがなかなかできなくても、**「これを続けると認知症になるリスクが高まる」**と思えば、**おのずと「3つの習慣」を避けられる**のではないでしょうか。

認知症になりやすくなると考えられる原因はたくさんありますが、大きく分けると次の3つを挙げることができます。

①脳の血流がよくなることをしていない

②頭を使う機会を意識的につくっていない

③脳にいい食品をあまり摂っていない

①〜③にすべてあてはまる方も、少なからずいらっしゃるでしょう。ここからは、①〜③について、さらに細かく具体的にお話ししていこうと思います。

CHECK POINT

★「認知症リスクが高まる習慣」を知り、それを避けることが大切

★「脳の血流がよくなることをしない」「頭を使う機会を意識的につくらない」「脳にいい食品をあまり摂らない」のはNG

図5-1

こんな習慣の人は、認知症のリスクが高い！

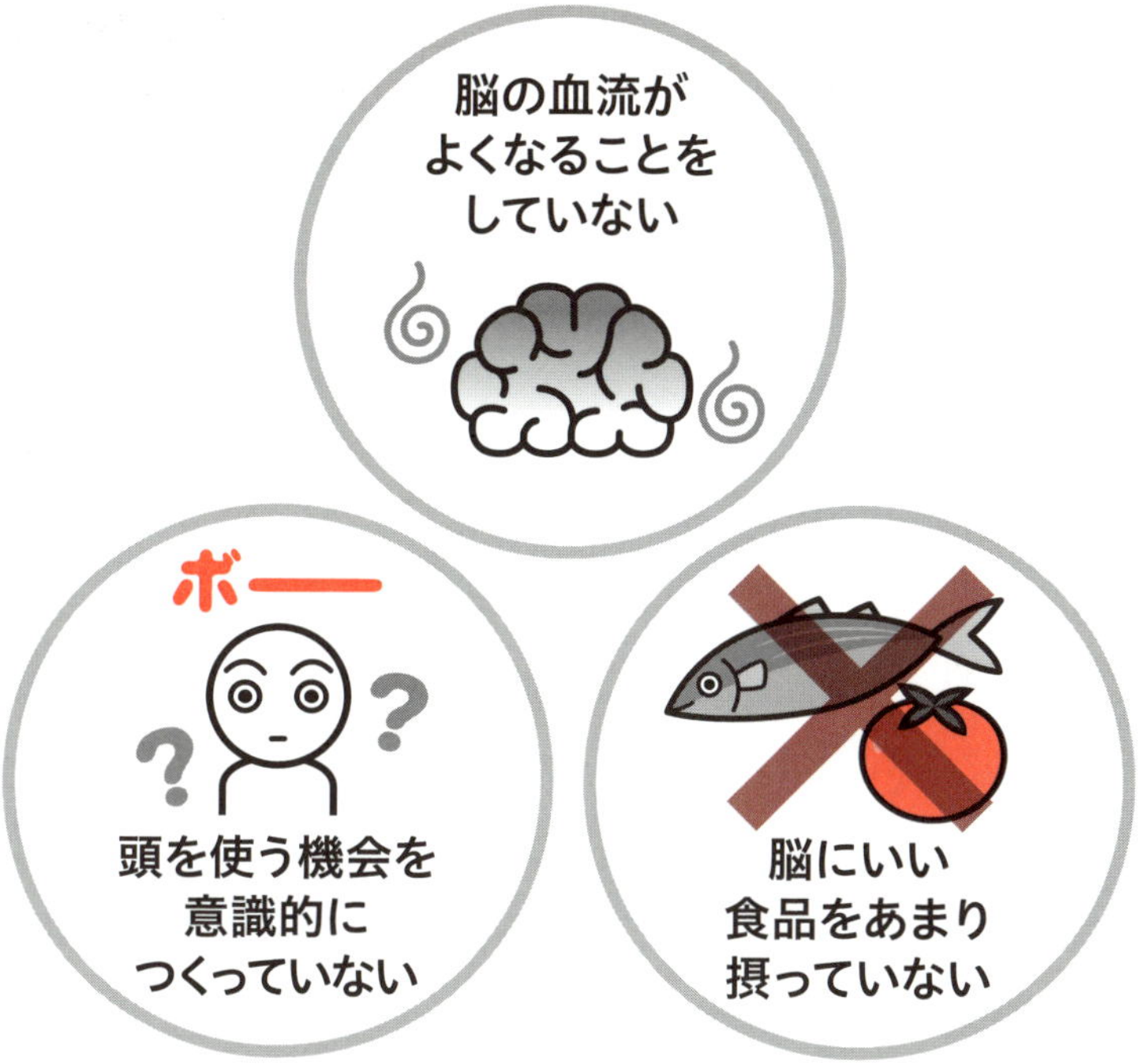
脳の血流が
よくなることを
していない
ボーー
頭を使う機会を
意識的に
つくっていない
脳にいい
食品をあまり
摂っていない

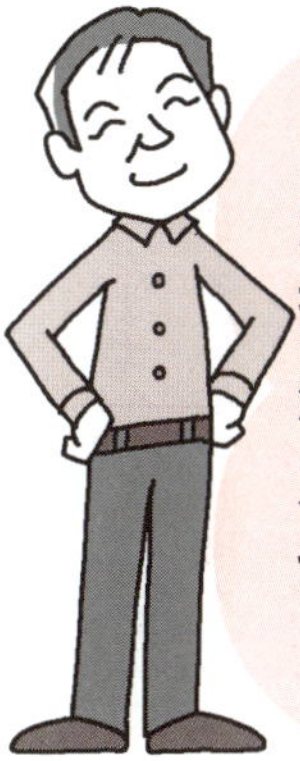

3つの「やめるべき習慣」を意識して生活すれば、認知症リスクを下げることができますよ

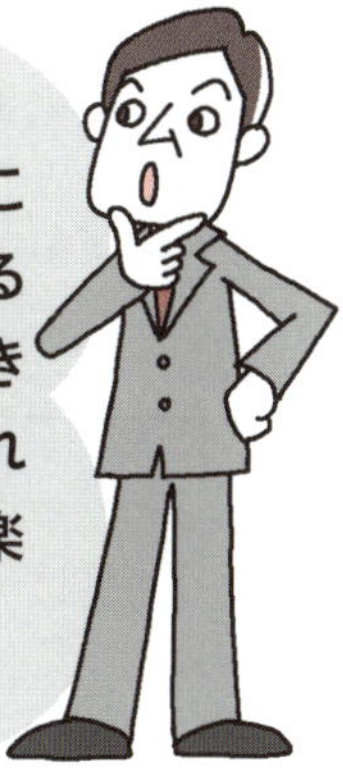

確かに「やるべきこと」がたくさんあるとなかなか実行できませんが、「やめればいい」なら気が楽ですね

CHAPTER 5-2

電車や車でばかり移動していると、脳の血流が悪くなる

認知症予防には有酸素運動が効果的。車や電車ばかり使わず、歩く習慣を身につけることも大切です。

移動はほとんど電車か車だという人は、身体全体の血の巡りが悪くなり、当然のことながら脳への血流も悪くなるので、認知症になりやすくなってしまいます。そこでお勧めなのが、運動です。**認知症予防には、有酸素運動が大変効果的**なのです。心肺機能を維持・強化できれば、全身の血の巡りがよくなって脳の血流もアップします。

取り入れる有酸素運動の種類ですが、ジムに通うのは、なかなかハードルが高いという方が多いかもしれません。**日々の習慣として取り入れやすいのは、やはり歩くこと**でしょう。通勤の際に1〜2駅手前で降りて歩くといったように、ちょっとした工夫で歩くチャンスをつくることから始めましょう。

早歩きのウォーキングなら30分、ゆっくり散歩するなら1時間を目安にし、まずはウォーキングや散歩だけで5000歩、歩くことを目標にしてみてください。普段の生活で1日3000歩程度は歩いているものですから、ウォーキングや散歩を取り入れれば、健康維持によいとされる「1日1万歩」もクリアしやすくなるでしょう。

CHECK POINT

★有酸素運動を生活の中に取り入れるには、電車や車ばかりに頼らず、歩くようにするのがコツ

★早歩きのウォーキングで30分、ゆっくり散歩するなら1時間程度が目安

図5-2

歩く機会が少ない人は要注意

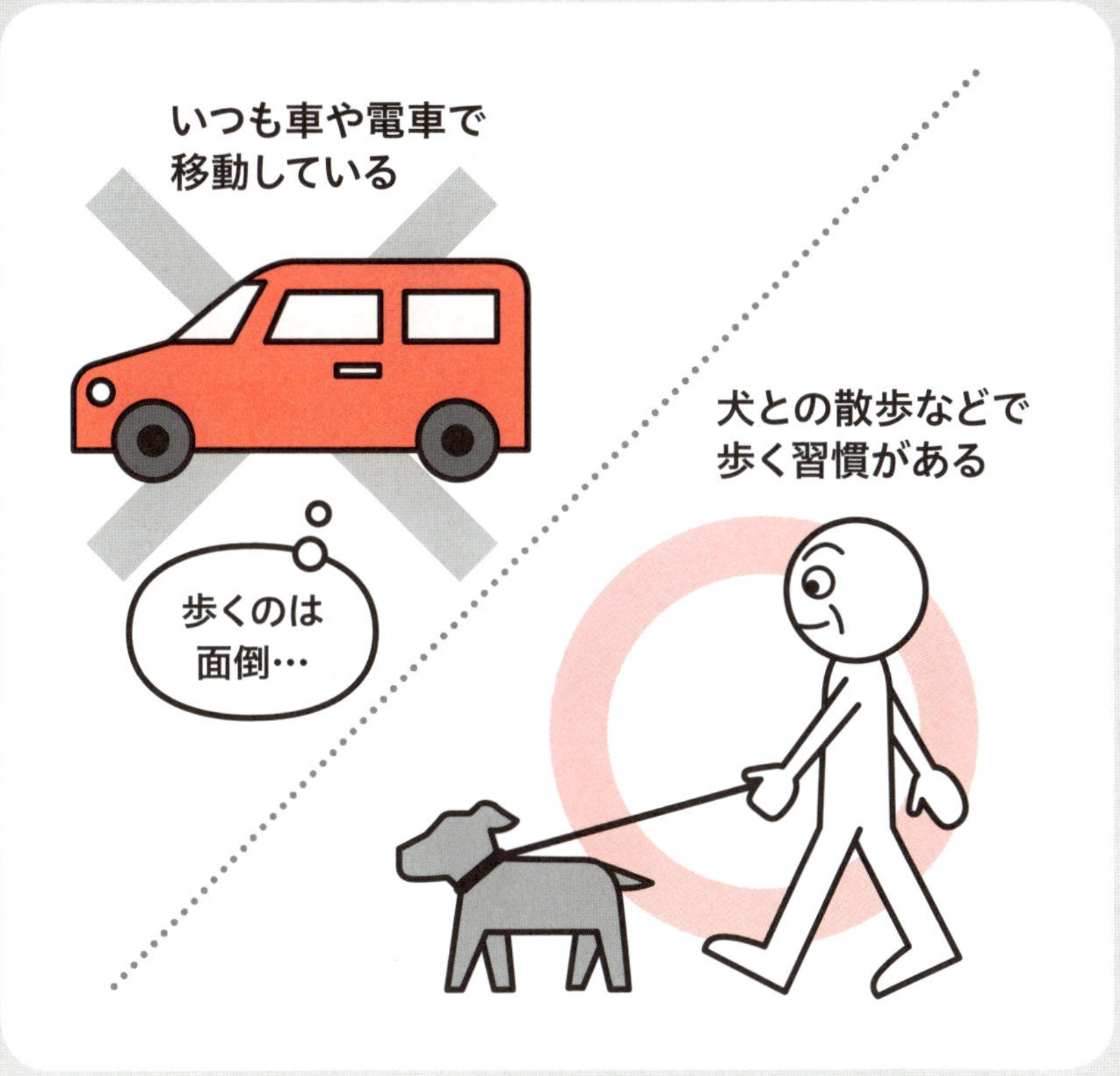
いつも車や電車で
移動している
歩くのは
面倒…
犬との散歩などで
歩く習慣がある

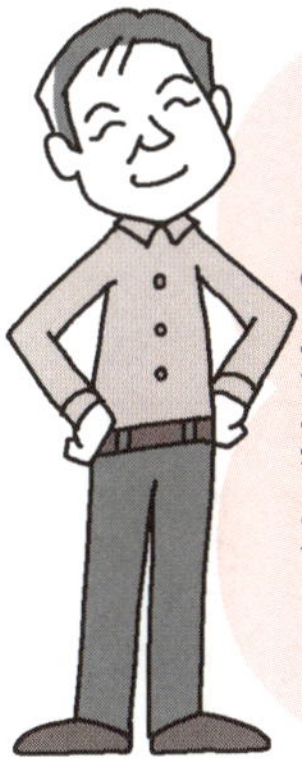

ウォーキングは楽しみながらやったほうが脳へのよい影響が期待できますから、犬の散歩はうってつけでしょうね

犬を飼って一緒に散歩するのは、毎日歩くことになりますし、身体にも脳にもよさそうですね！

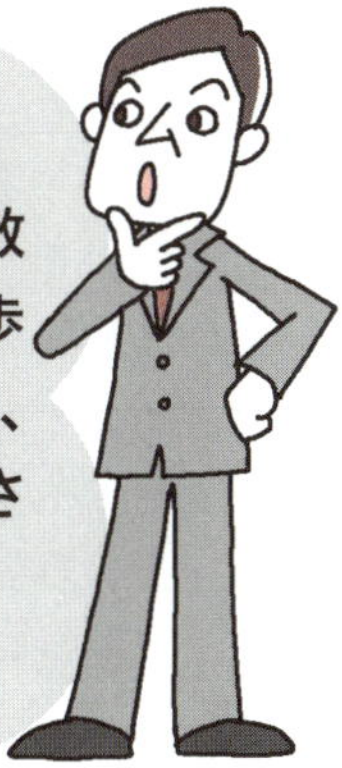

CHAPTER 5-3

脳にとって「よく噛まずに食べる」ことが危険な理由

仕事が忙しいときなどは、食事もつい早食いになりがちなもの。脳のためにも、よく噛んで食べることの重要性を知りましょう。

よく噛んで食べることが身体にいいと知っていても、早食いが習慣になっている人にとってはそう簡単なことではありません。ですが、**噛まずに食べるのは胃腸に悪いだけでなく、脳にもよくない**のです。

歯と脳の間には密接な関係があり、**よく噛むことは脳の血流や代謝を上げて、脳を活性化させます**。食事のときにできるだけよく噛むことは、認知症予防につながるのです。

また、噛むという動きで満腹中枢が刺激されるので、ゆっくりよく噛むと食べすぎを防止できます。認知症の要因となる糖尿病を防ぐ観点からも、よく噛むことは重要です。

噛む回数の目安は、ひとくち30回です。しかし、軟らかくてすぐ飲み込めるものを、回数を数えながら30回も噛むというのは面倒です。噛む回数を増やすには、**硬いものや繊維質が多いものを積極的に食事に取り入れる**のが効果的でしょう。

また、噛み合わせられる歯の本数が少ない人ほど、海馬と前頭葉の体積が減少しているという調査もあります。**定期的に歯科医院に通って口腔ケアをすることは、認知症予防の観点からも重要**だと言えます。

CHECK POINT

★よく噛んで食べると、脳の血流や代謝が上がり、脳が活性化されて認知症予防につながる

★ひとくち30回を目安にし、硬いものや繊維質が多いものも食事に取り入れてよく噛む習慣をつける

図5-3 食べるときによく噛むことが、認知症予防に

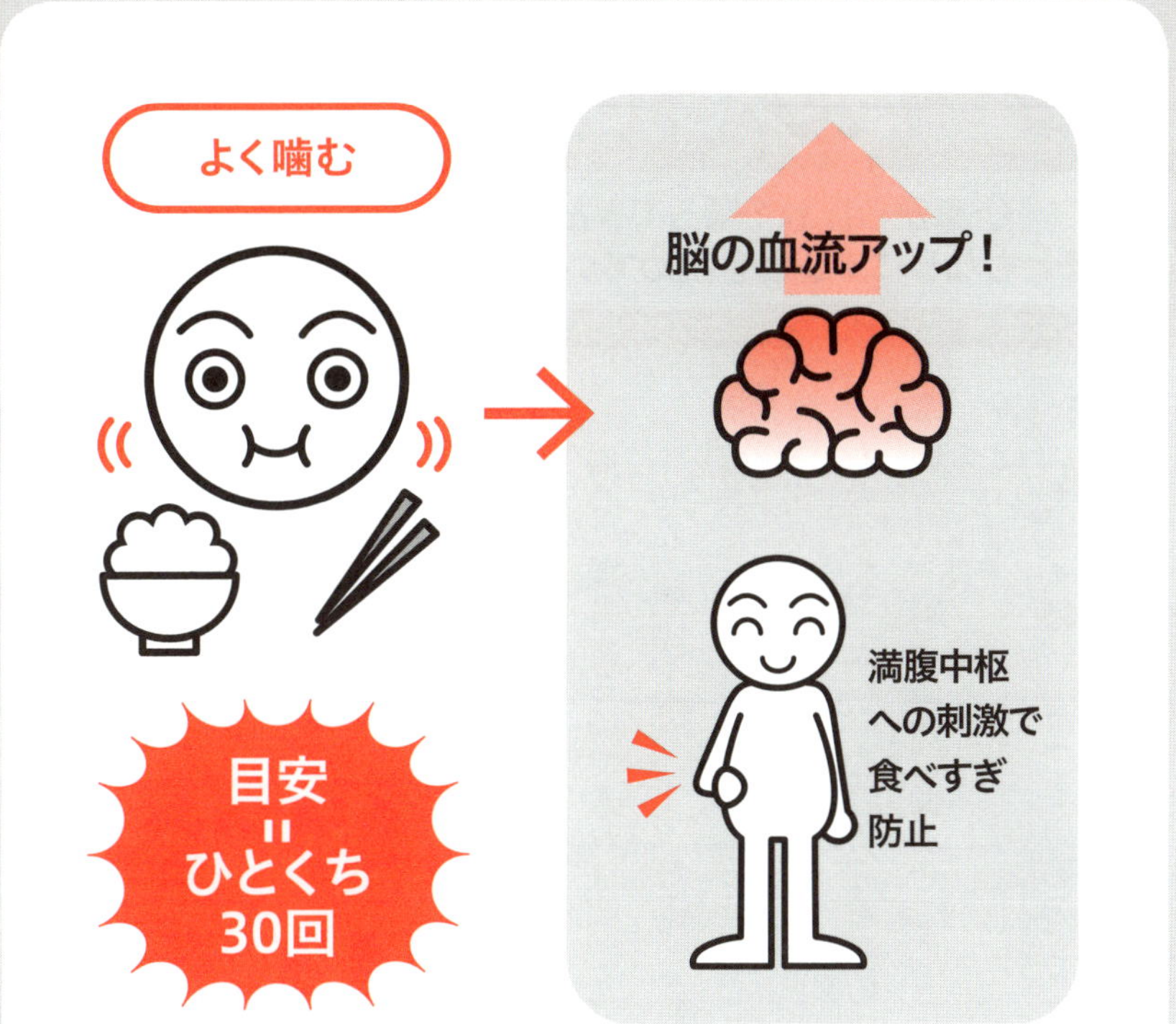
よく噛む
目安
=
ひとくち
30回
脳の血流アップ！
満腹中枢
への刺激で
食べすぎ
防止

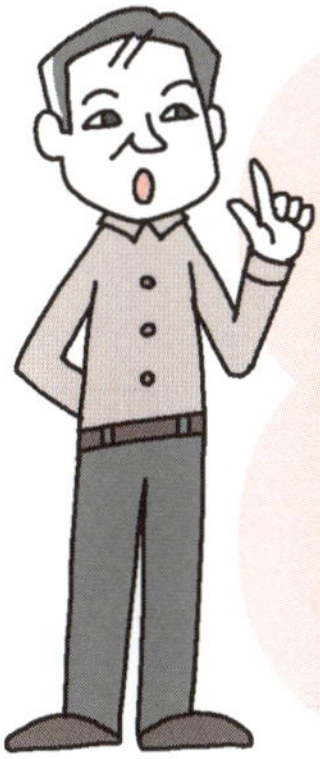

よく噛まざるをえないものをメニューに取り入れるなどして、少しずつ改善していきましょう！

時間がなかったり、話に夢中になったりすると、あまり噛まずに飲み込んでしまうんですよね…

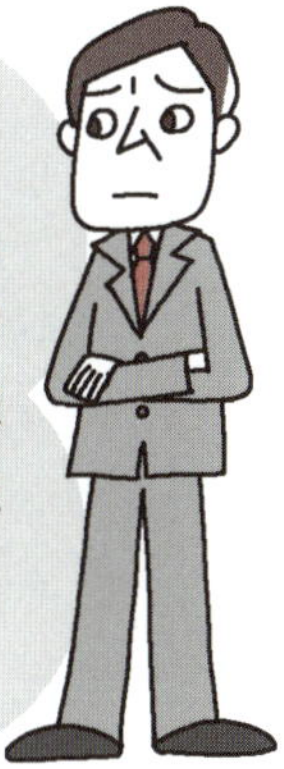

CHAPTER 5-4

テレビを見ている時間が長いと、脳の老化が速まる

仕事から疲れて帰ってきたときや暇な休日などに見るともなしにテレビを眺めているなら、少し注意が必要です。

ぼんやりテレビを見るのは、あまりお勧めできない習慣です。バラエティ番組などを受け身で見ていたり、BGMのようにテレビをつけっぱなしにして眺めていると、**頭をほとんど使わないため、脳の老化を急速に進めるおそれがある**からです。

もちろんテレビで映画やドラマを熱心に鑑賞するのであれば問題ありません。映画やドラマを観るときは、「この先はどうなるんだろう」とストーリー展開を予想しながら楽しむものです。実は、このような頭の使い方は、脳を活発に働かせることになります。

たとえば、「さっきのあのシーンがこの会話につながっているんだな、この後はきっと……」というように、すでに観た場面を思い出したり、想像力を働かせたりします。このようなときは、**先に観た部分を前頭葉で一時的に保持しつつ、別の部分でこの後の展開を予想している**のです。

脳の老化を予防するためには、何事も**「ただ漫然とやる」のではなく、意識的に頭を使うことが大切**なのです。

CHECK POINT

- ★ぼんやりテレビを見ているときは頭がほとんど使われず、脳の老化が速まるおそれがある
- ★何事もただ漫然とやるのはNG。意識的に頭を使うことが重要

図5-4

テレビを見るなら、頭を使い先を予想する

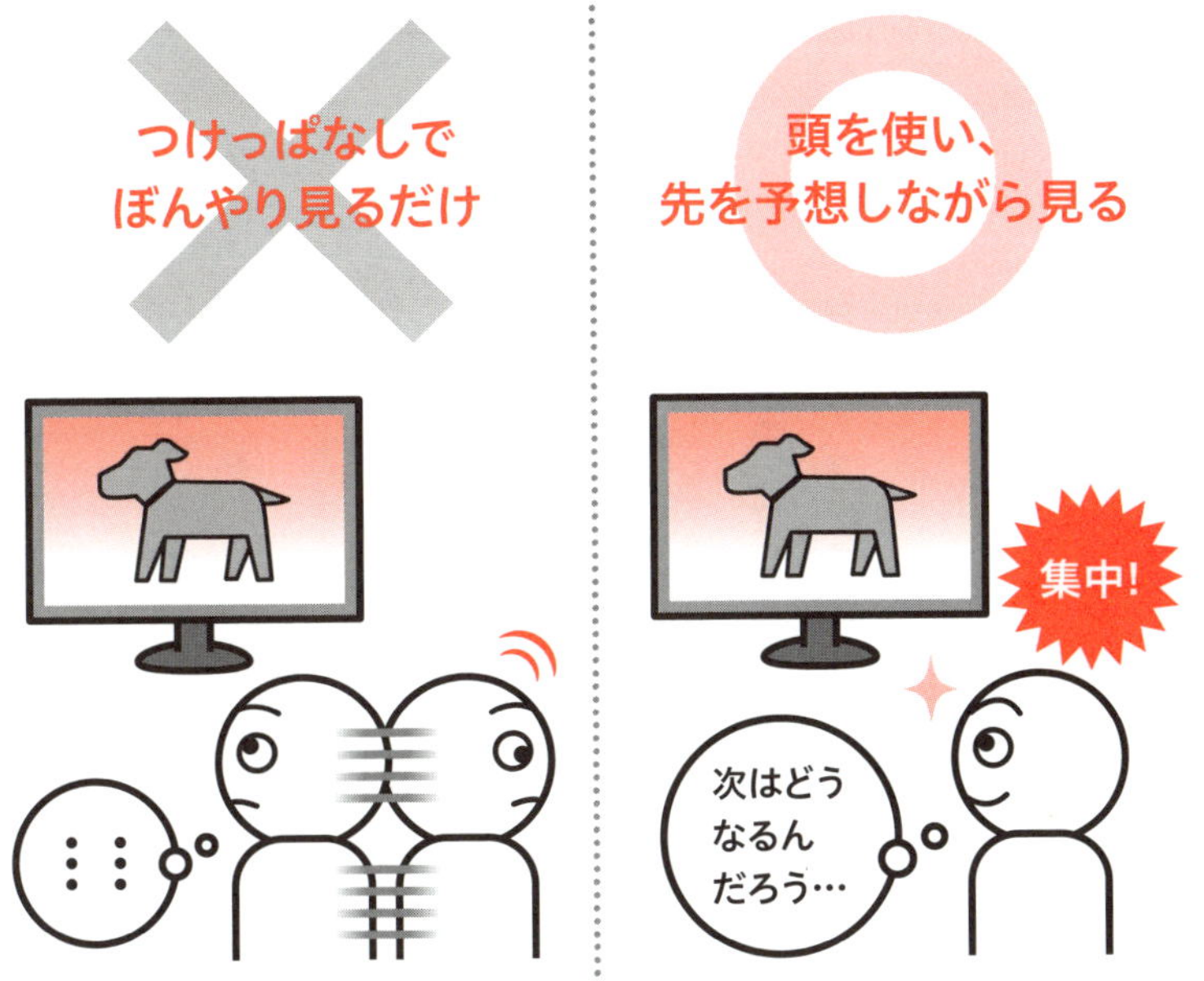

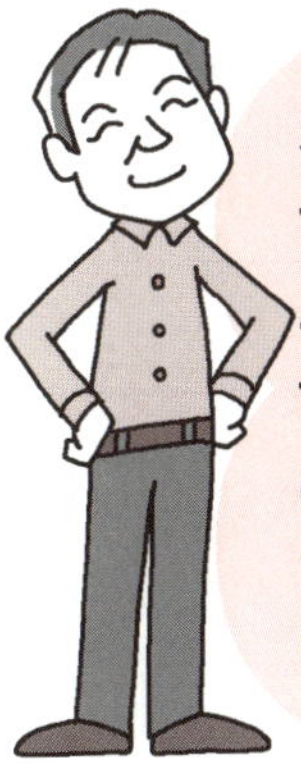

ネットで目的を持って情報を探したりニュースを読んだりするのはOKですが、ぼんやりとネットサーフィンしていても脳は働きませんよ

私は疲れているときにネットサーフィンすることが多いんですが、これも脳にはよくなさそうですね…

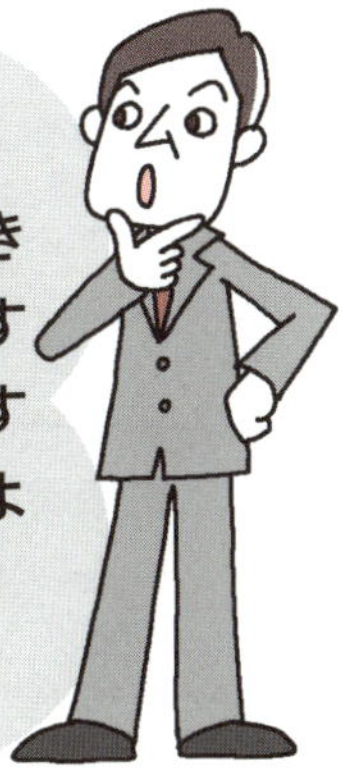

CHAPTER 5-5

「思い出して書く」習慣がないと、記憶を引き出しにくくなる

日記をつけるなど、ものを書いているときに脳がどんなふうに働いているかを見てみましょう。

若いころは日記を書いていた人も、年を重ねるうちに書くネタがなくなり、気がついたら昔の日記がどこにあるかということすらわからない……ということはないでしょうか。

高齢になれば、たいがいのことは経験しているわけですから、日記に残しておけるような刺激に満ちた日々でなくなるのは当然です。しかしその一方で、**考え方や洞察は鋭くなっている**でしょうから、日々感じたことや読んだ本の感想などを日記に書いてみてはいかがでしょうか。

日記をつけるには、その日にあったことを思い出す作業が必要です。**記憶を引き出そうとすると、意味記憶（意味を表す情報の記憶）を蓄積する側頭葉の血流が増えますから、毎日日記をつけることは、脳を活性化させる習慣**と言えます。

日記をつけるときは、**パソコンを使うのではなく、手で文字を書く**のがお勧めです。前頭葉は身体を動かす司令塔のような役割を担っていますが、特に手に対応する神経細胞が密集しています。ですから、**手を使って文字を書くことは、前頭葉の働きを活性化させる**のです。

CHECK POINT

★日記をつけるためにその日にあったことを思い出すと、側頭葉の血流が増えて脳が活性化する

★手を使って文字を書くと前頭葉の働きが活性化されるので、日記は手書きがよい

図 5-5

日記をつけることで脳は活性化する

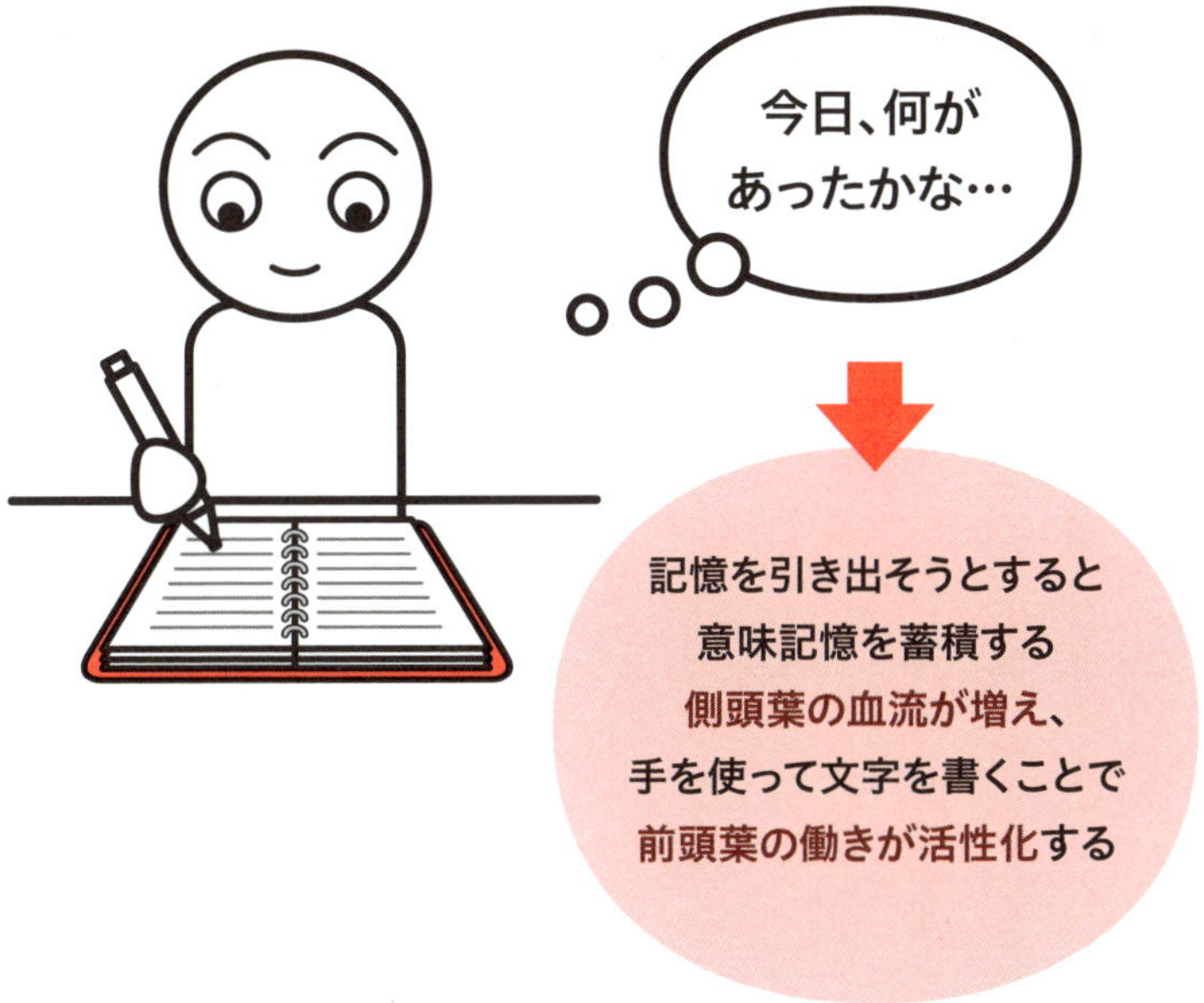
今日、何が
あったかな…
記憶を引き出そうとすると
意味記憶を蓄積する
側頭葉の血流が増え、
手を使って文字を書くことで
前頭葉の働きが活性化する

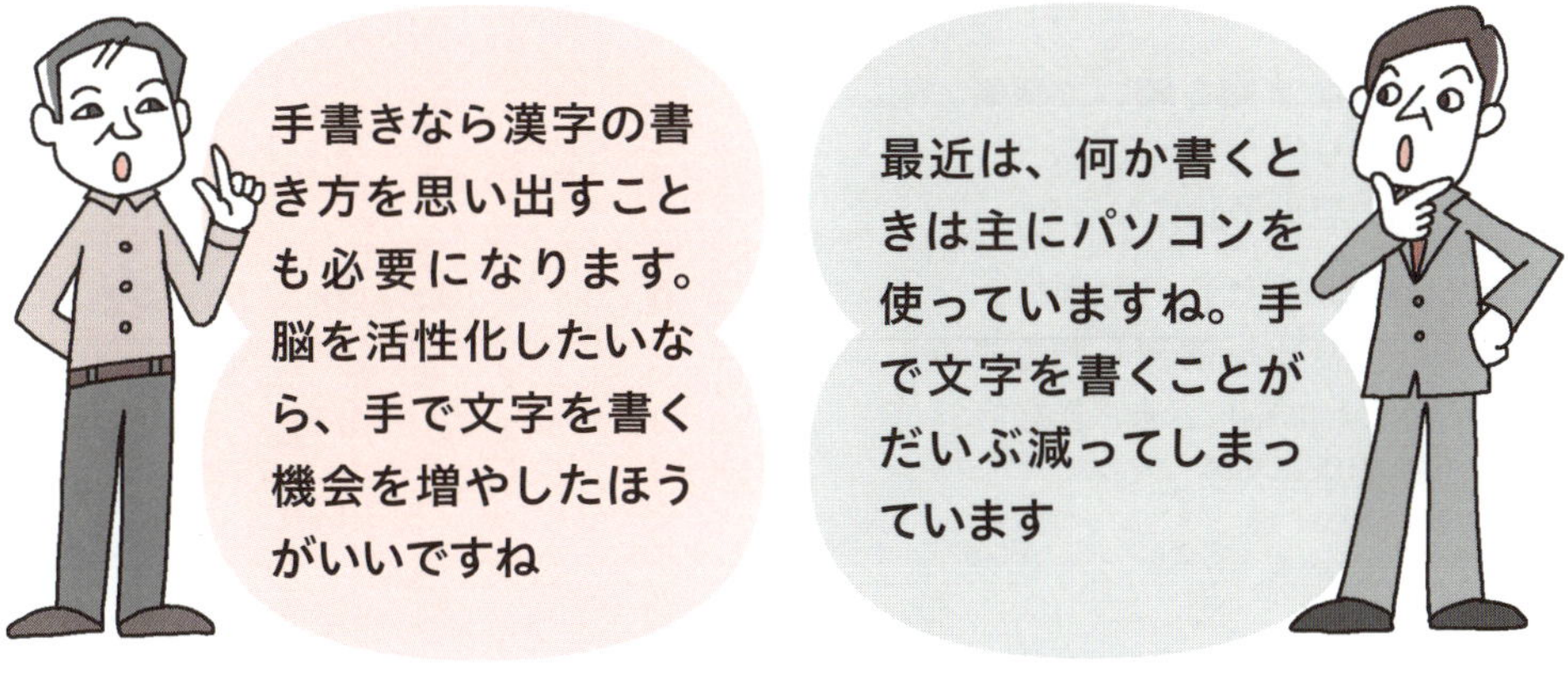
手書きなら漢字の書き方を思い出すことも必要になります。脳を活性化したいなら、手で文字を書く機会を増やしたほうがいいですね
最近は、何か書くときは主にパソコンを使っていますね。手で文字を書くことがだいぶ減ってしまっています

カラオケや音楽鑑賞は認知症予防にいい

カラオケに行ったり、コンサートに行ったりして音楽に親しむことは、脳にどんな影響をもたらすのでしょうか？

音楽を聴いたりカラオケに行って歌うことは、単なる娯楽の一環だと思っている人が多いかもしれませんが、実は認知症予防にもいいのです。**「音楽は苦手」「興味がない」などと考え、音楽を聴きに行ったりカラオケに行くのを断るのはもったいない**ことです。

実際に音楽を病気の予防や治療、リハビリなどに活用する方法は「音楽療法」と呼ばれ、認知症予防にも役立つとされています。

音楽は、聴くだけで脳によい刺激となります。特に、**自分が好きな音楽を聴いて感情が揺り動かされることは、脳の老化防止にもよい**と言えるでしょう。音楽を聴くだけでなく、**歌ったり楽器を演奏したりすると、さらに高い効果が期待できます。**

たとえばカラオケに行くとなれば、まず旋律を覚えることになります。歌うときは耳で音を聴いて音程を取り、リズムに乗って声を出すので、脳のさまざまな部位が活発に働いて脳の血流もよくなるでしょう。

楽器演奏は指先を動かすものが多く、前頭葉を活性化させますし、管楽器なら心肺機能を高める効果もありそうです。

CHECK POINT

★好きな音楽を聴いて感情を揺り動かされることは、脳の老化予防になる

★カラオケに行って歌ったり、楽器を演奏したりすることは脳にさまざまな好影響を与える

CHAPTER 1
CHAPTER 2
CHAPTER 3
CHAPTER 4
CHAPTER 5

図5-6 カラオケは脳にどんな影響を与えるか

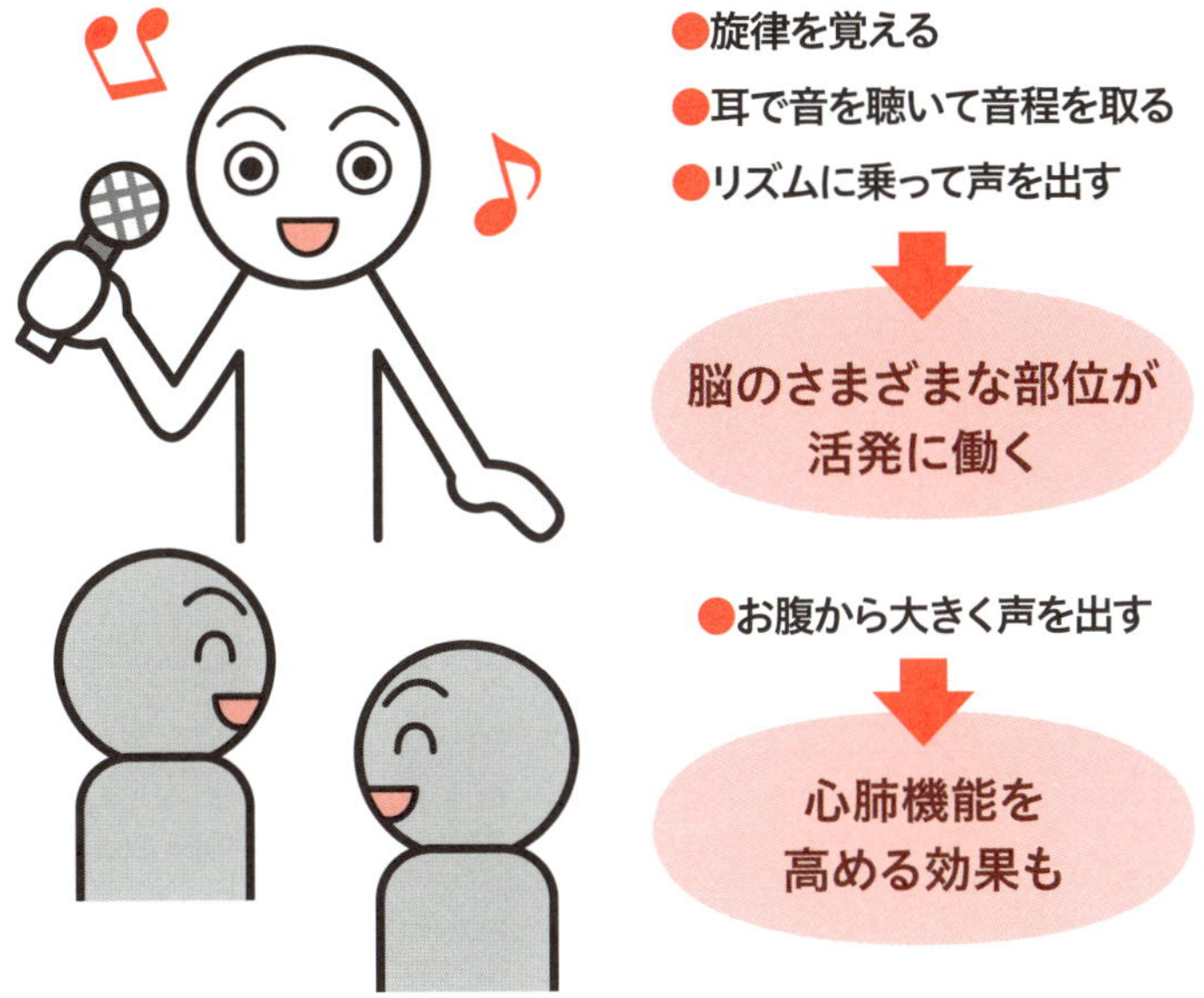
●旋律を覚える
●耳で音を聴いて音程を取る
●リズムに乗って声を出す
脳のさまざまな部位が活発に働く
●お腹から大きく声を出す
心肺機能を高める効果も

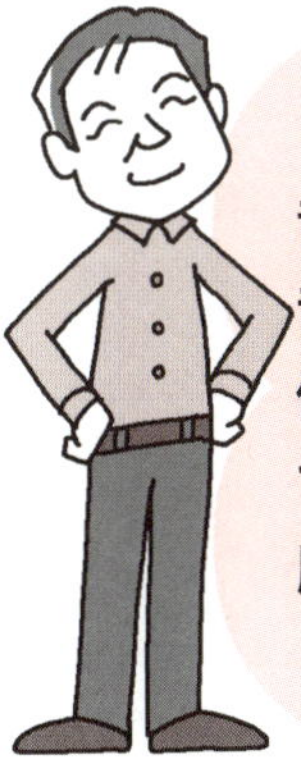

音楽を楽しむときは、音や歌詞によく耳を傾け、意識を集中して聴くようにすると脳にいいんですよ

部屋で音楽をかけることはよくあるんですが、じっくり鑑賞しているかというと…

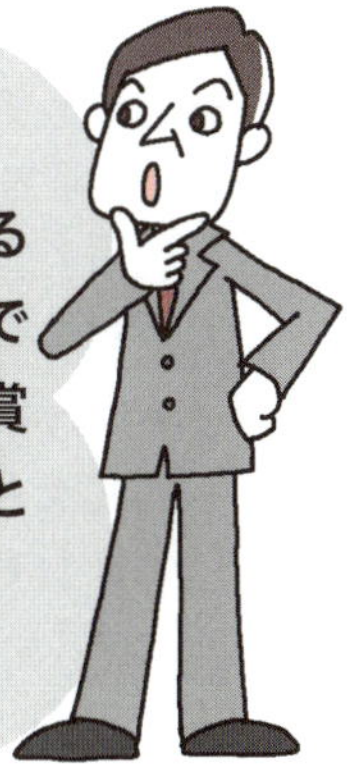

CHAPTER 5-7

囲碁や将棋、テレビゲームをバカにしてはいけない

「遊び」の中には、脳を活性化するものもあります。具体的にどんな効果があるかをチェックしましょう。

囲碁や将棋、麻雀やテレビゲームを娯楽や遊びの一環と捉え、避けているとしたら、もったいないことです。

囲碁や将棋は、非常に知的なゲームです。アメリカのアルバート・アインシュタイン医科大学の研究では、**日常生活で認知症予防に役立つ習慣として「週に数回、トランプやチェスなどのゲームをすること」**が挙げられていますが、日本でチェスのような知的なゲームと言えば、囲碁や将棋でしょう。

囲碁や将棋は、状況を把握したうえで先の手を読むゲームですから、前頭葉が活性化します。また、推理力や判断力を働かせることで、**直感や感性、形や空間の認識をつかさどる右脳の働きが活発に**なります。

テレビゲームも種類によっては脳の活性化に役立ちます。たとえば**サッカーゲームをすれば、試合の状況を判断して操作することが必要で、脳のさまざまな部分を使う**ことになります。音に合わせてリズムを刻むゲームなら、注意深く音を聴いたりリズムをつかんだりといったことが必要ですから、脳にはよい刺激になるでしょう。

CHECK POINT

★囲碁や将棋で「先を読む」「推理力や判断力を働かせる」ことは、前頭葉や右脳を活性化する

★サッカーゲームやリズムを刻むゲームなどのテレビゲームも、脳によい刺激を与える

図 5-7

囲碁、将棋、テレビゲームは脳に好影響を与える

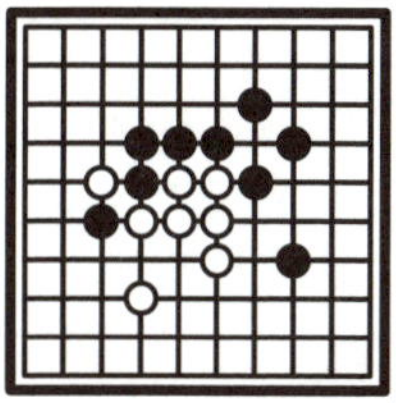

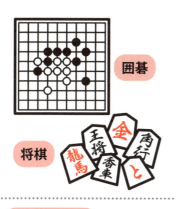

囲碁

推理力を働かせる
判断力を働かせる

➡直感や感性、形や空間の認識をつかさどる
右脳が活性化

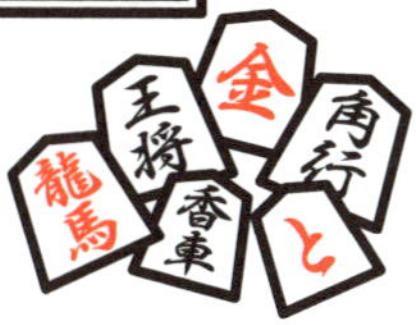

王将
金
角行
龍馬
香車
と

将棋

状況を把握したうえで先の手を読む

➡**前頭葉が活性化**

テレビゲーム

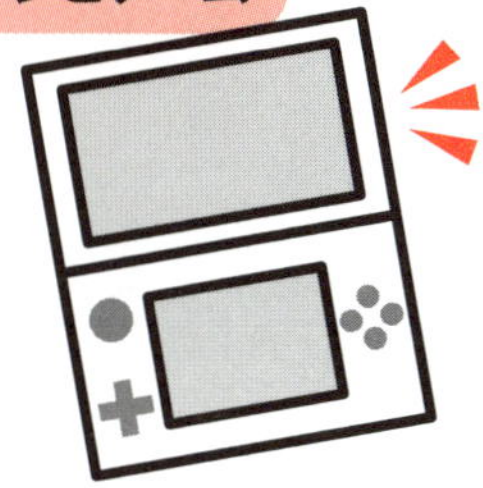

サッカーゲーム

➡状況判断が必要

音に合わせてリズムを刻むゲーム

➡注意深く音を聴く、リズムをつかむことが必要

脳へのよい刺激に！

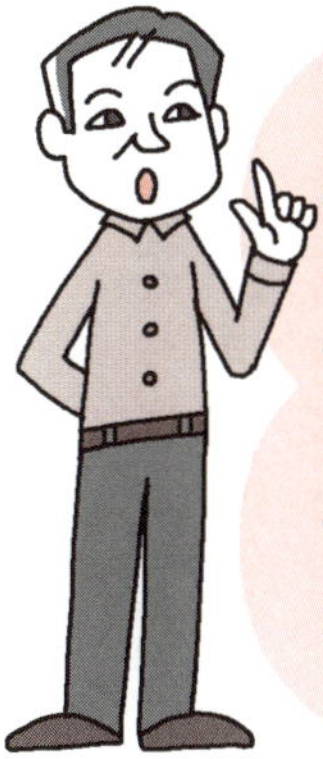

麻雀は指先で牌を探る作業で前頭葉も活性化します。ただし、タバコを吸いながらやるのはお勧めできませんよ！

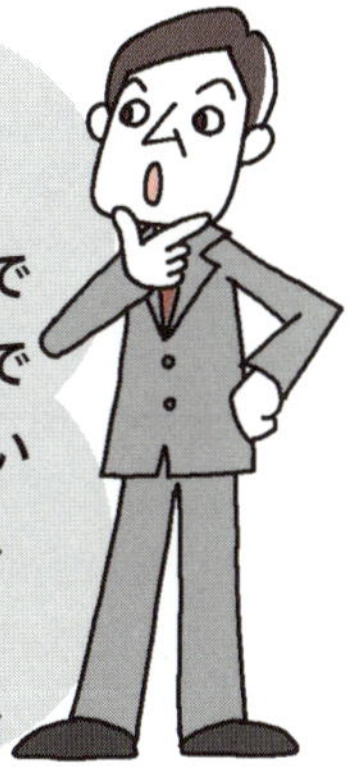

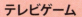

私は麻雀をやるんですが、頭を使うので脳の老化予防にいいかもしれないですね

CHAPTER 5-8

ガーデニング、編み物、縫い物など脳を活性化させる趣味があるか?

「趣味」と呼ばれるものの中には、脳の活性化に役立つものが少なくありません。「無趣味」という人は要注意です。

近年はガーデニングを楽しむ人が増えていますが、きっかけがないと興味が持ちにくいものかもしれません。しかし、**土に触れると脳が活性化する**と聞けば、関心が高まるのではないでしょうか。

「園芸療法」は、19世紀にアメリカの精神科医から精神疾患に効果があると報告されており、現在も広く行われています。特に**手を使って土を混ぜる動作は脳の血流を増やす**ことがわかっています。土を鉢に入れる、鉢に花を植えるといった動作でも脳血流が上がるそうです。

手芸のような細かい動きを求められる趣味については、手先が器用ではない人にとってハードルが高いものでしょう。しかし、手を動かすことは脳を活性化させます。**手を細かく動かし、繊細な指の感覚が必要となる編み物、縫い物、刺繍などの趣味は、脳の老化防止によい**と言えるでしょう。また、手芸は創意工夫が必要であり、集中力や注意力も求められますし、作品が完成することで、脳は達成感を得ることができます。**目標を持って何かに取り組み、達成感を得ることは、脳によい刺激をもたらします。**

CHECK POINT

★土に触れると、脳が活性化する。ガーデニングなどで土を混ぜる動作は脳の血流も増やす

★手を細かく動かすには繊細な指の感覚が必要で、編み物や縫い物は脳の老化防止によい

図5-8

趣味をうまく生活に取り入れて脳を活性化する

土を鉢に入れる、
手を使って土を混ぜる

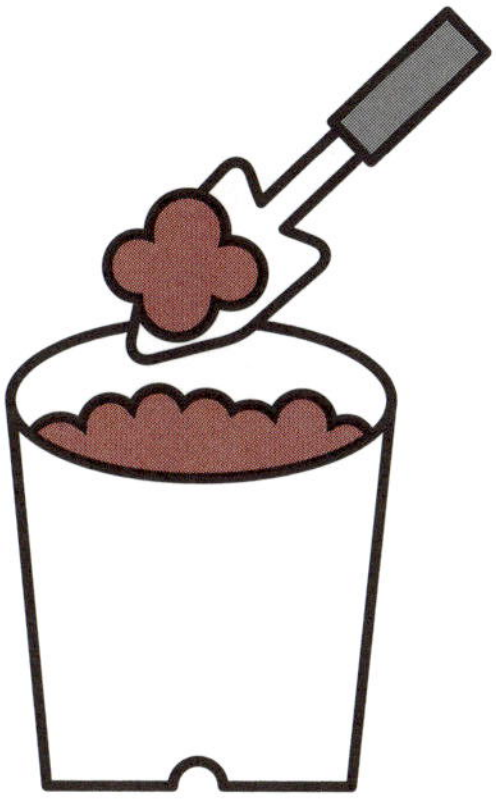

土に触ると脳に刺激が
与えられ、
血流がよくなる

編み物や縫い物をする

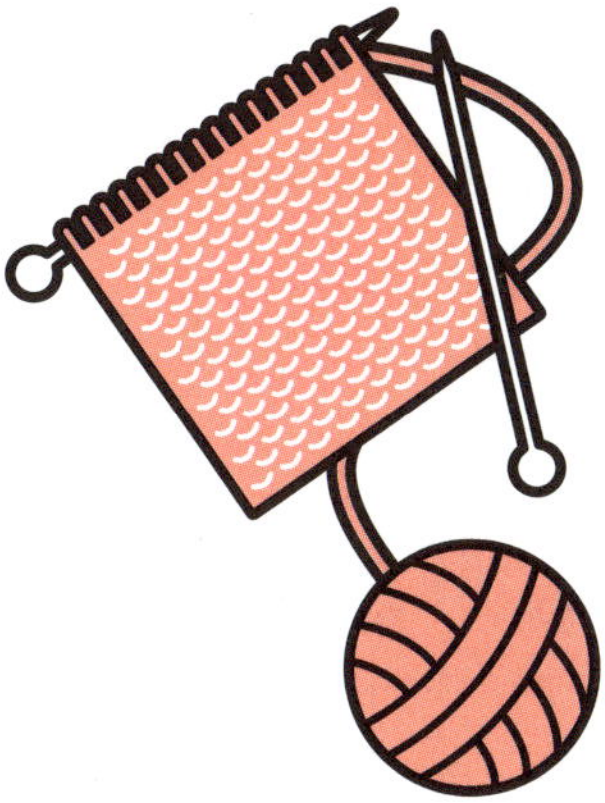

繊細な指の感覚を
使うことで脳が活性化

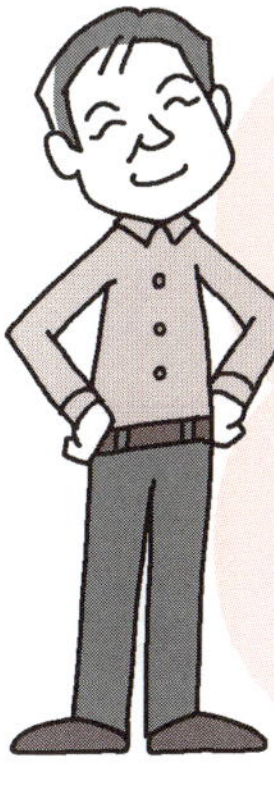
ガーデニングは視覚と触覚を働かせるので、脳へのよい刺激になると考えられます。認知症予防にはお勧めの趣味ですね

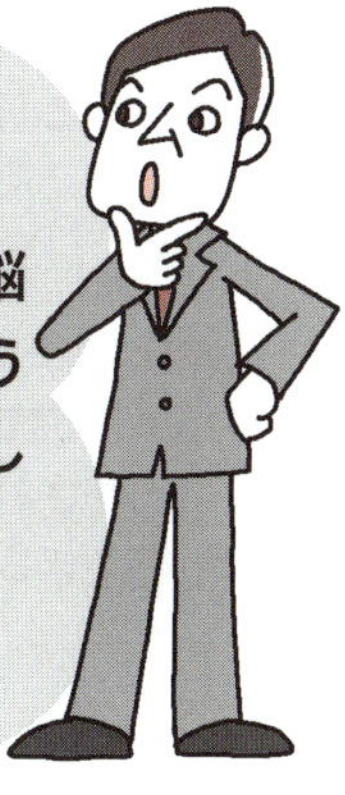
土に触れるだけで脳が活性化するというのには、びっくりしました！

CHAPTER 5-9

コミュニケーションの機会が少ないと、脳への刺激が不足する

外出が億劫になり、人と会う機会が少なくなると、急速に老け込む人も少なくありません。脳への影響にも要注意です。

年を重ねて、腰痛、ひざ痛などを抱えていると、わざわざ出かけて人に会ったり、誰かと話をするのが面倒になるものです。

しかし、**他者と会話し、コミュニケーションを取ることは、脳にとって非常によい刺激**となります。また、これまでに見てきた通り、孤独を感じることは認知症リスクを高めます。**孤独をいやすという観点からも、年を重ねてからは人と会ってコミュニケーションを図る機会を多く持つことが大切**です。

コミュニケーションの活性化には、家庭内での家族団らんもよいものですが、脳により刺激を与えるためには、**地域社会などのコミュニティに溶け込んだり、ボランティアに参加する**などして、人に会う機会を積極的につくることを心がけたいものです。

また、**同窓会に参加して旧交を温め、懐かしい人に会って思い出話をしたりするのもお勧め**です。コミュニケーションを増やすだけでなく、昔のことを思い出して記憶を引き出したり、旧友と語り合って感情を揺り動かしたりすることで、脳を活性化する効果が期待できます。

CHECK POINT

- ★他者とコミュニケーションを取ることは、孤独をいやし、脳を活性化する
- ★同窓会には、昔の記憶を引き出したり感情が揺り動かされたりすることが期待できるメリットがある

図 5-9

同窓会に参加することは、脳のためになる

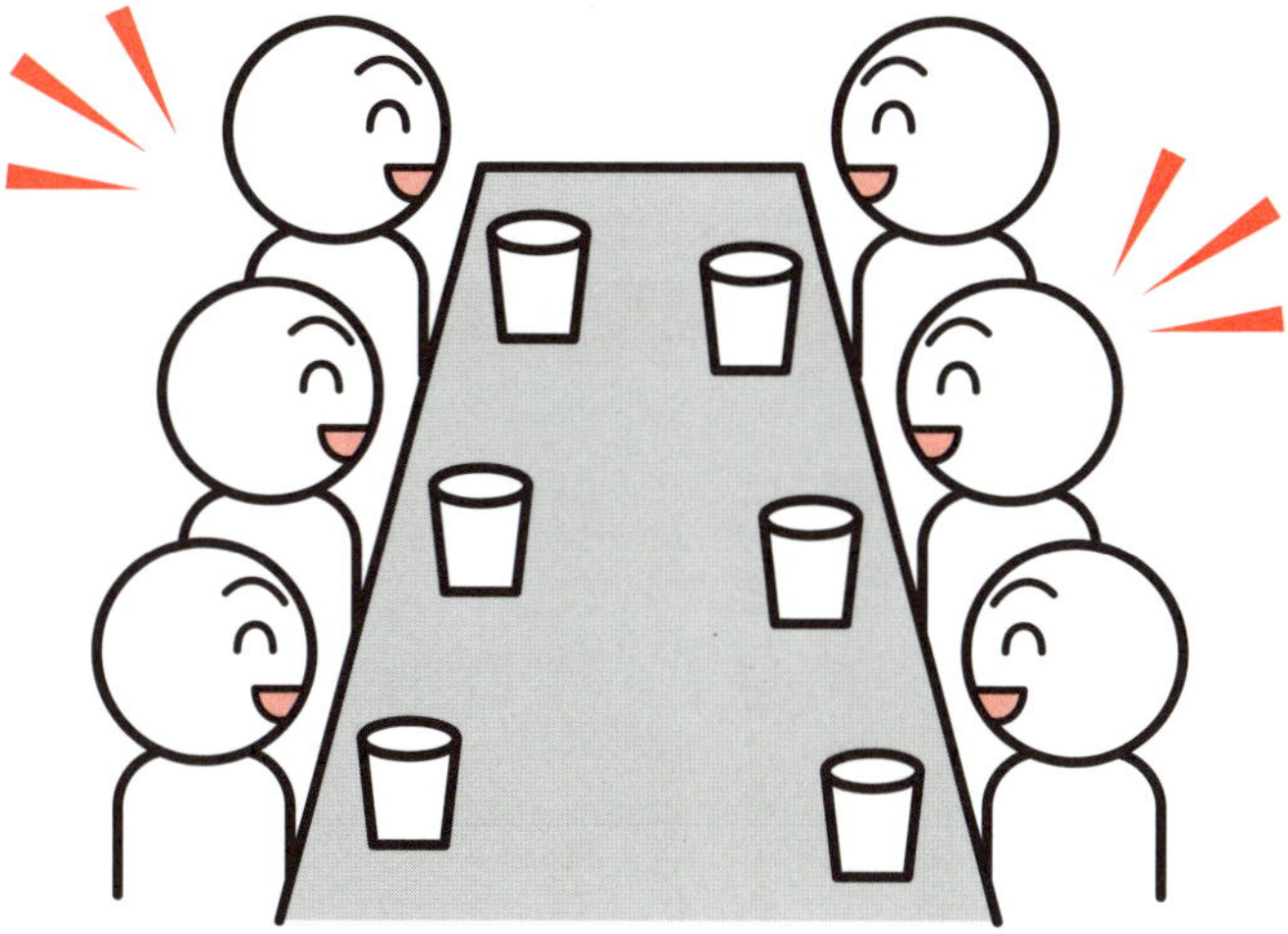

- 人に会う機会が**脳に刺激を与える**
- 思い出話をすると、**記憶が引き出され、感情が揺り動かされて**脳が活性化する

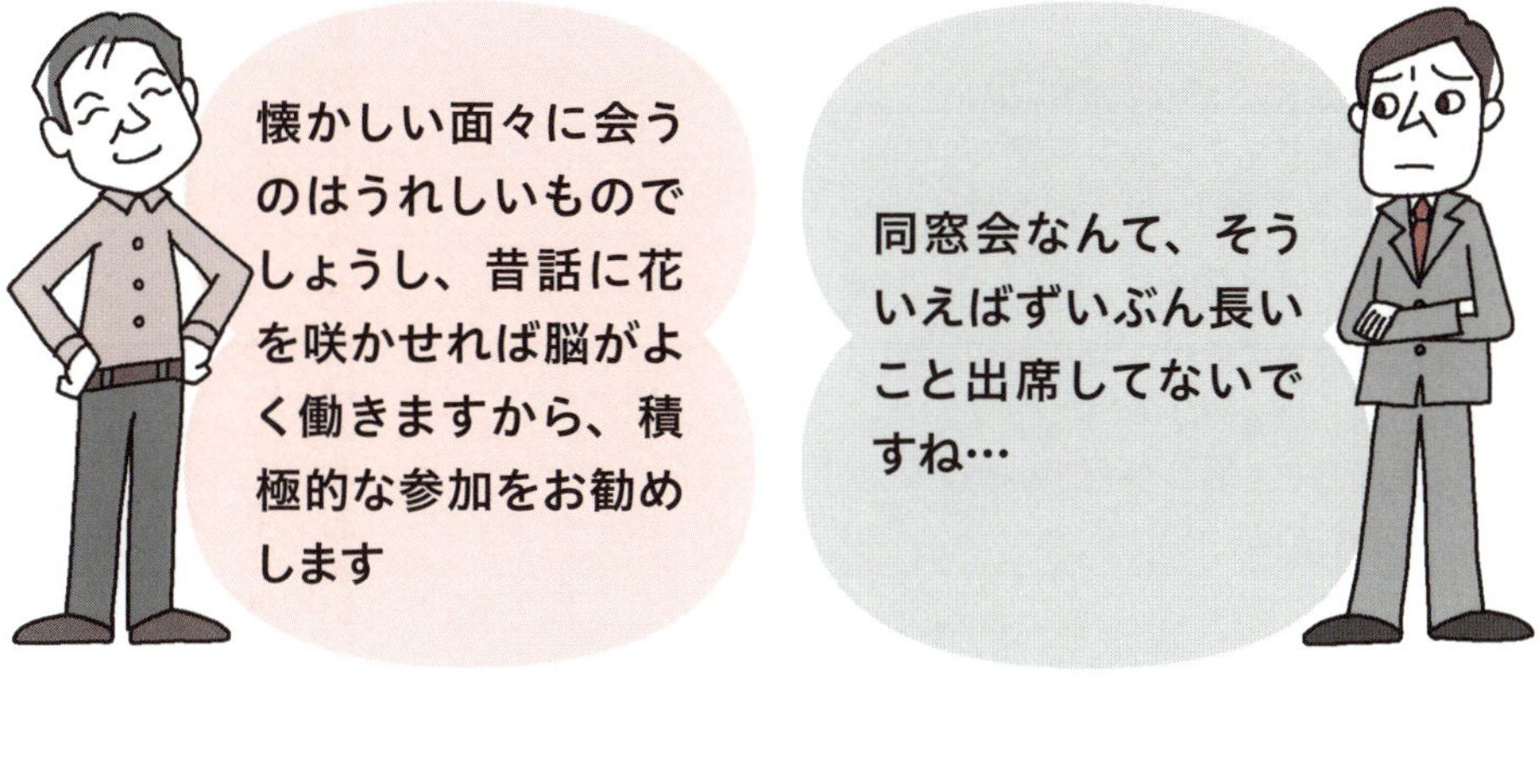
懐かしい面々に会うのはうれしいものでしょうし、昔話に花を咲かせれば脳がよく働きますから、積極的な参加をお勧めします
同窓会なんて、そういえばずいぶん長いこと出席してないですね…

CHAPTER 5-10

未経験のことにチャレンジするのが億劫になったら要注意

年を取ると「いまさら…」「もう年だし…」「面倒くさい」といった考えになりがちなもの。脳のためには、これはNGです。

年を重ねると、なかなか新しいことにチャレンジできなくなるものです。高齢になると思ったように身体が動かなかったり、練習しても上達が遅かったりするので、若いころからやってきたことや、すでに身につけたことの範囲で余生を楽しめればいいというスタンスになりがちなのかもしれません。

しかし、**脳を老化させないためには、どんなことでも新たにチャレンジすることが大切**です。いままで経験のないことに挑戦すると、脳の使われていなかった部分が活性化して、シナプスができてくるからです。新しいことというのは何でもかまいませんが、**できればあまり単調でないこと、挑戦しがいのあるもの**のほうがいいでしょう。

未経験のスポーツに挑戦したり、先にご紹介したガーデニングを始めてみたりするなど、**外に出て手や身体を動かすことであれば、なおよい**と思います。社交ダンスのように、パートナーがいてコミュニケーションを必要とするものもよいかもしれません。定年退職後、新しい仕事を始めたり、ボランティアに取り組むのもお勧めです。

CHECK POINT

- ★脳の老化を防ぐためには、いつまでもチャレンジ精神を持ち、新しいことに挑戦したほうがよい
- ★挑戦することは、スポーツや新しい仕事、ボランティアなどチャレンジしがいのあるものがよい

図 5-10

チャレンジ精神を持つことが脳を活性化する

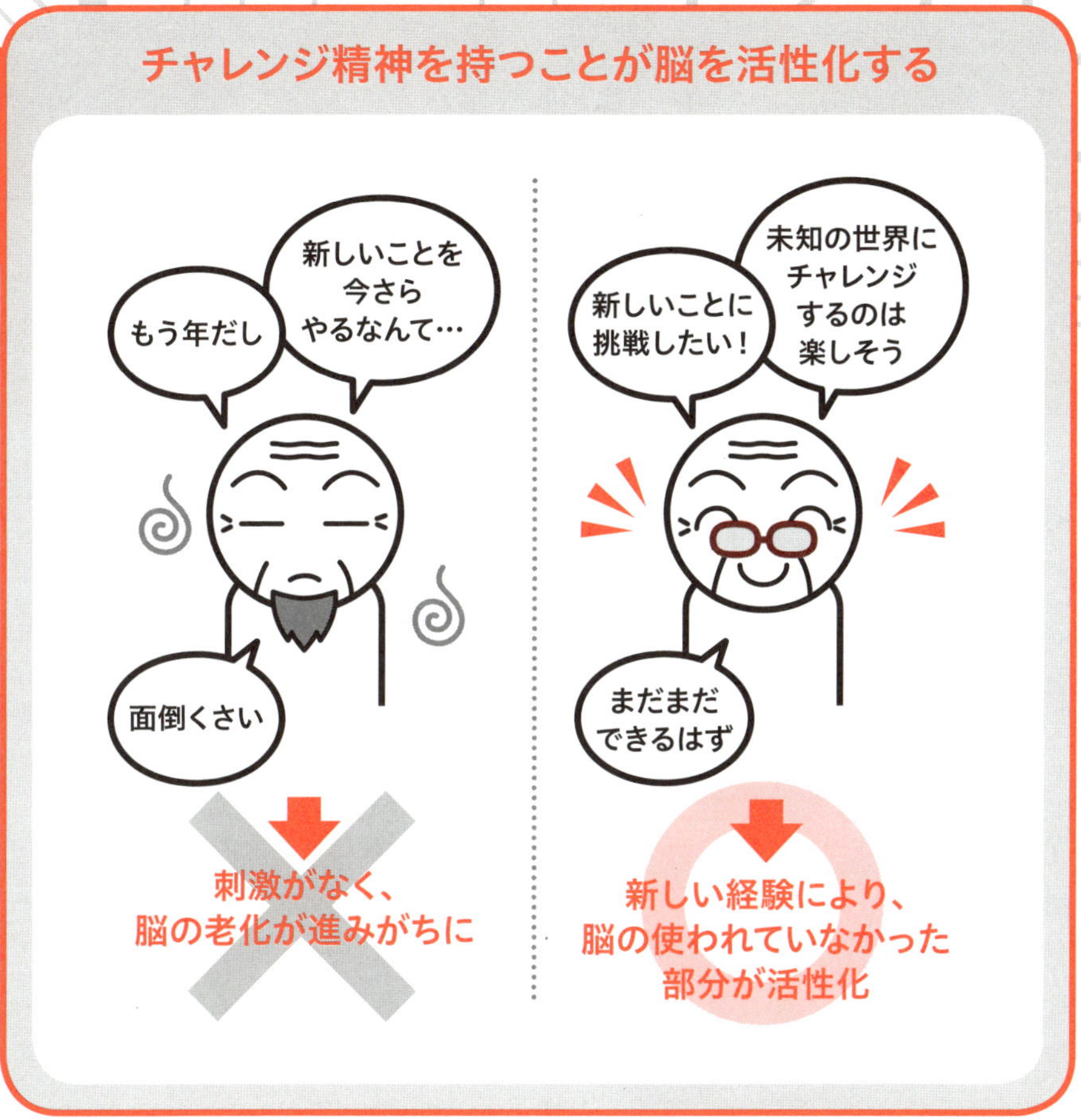
もう年だし
新しいことを
今さら
やるなんて…
面倒くさい
刺激がなく、
脳の老化が進みがちに
新しいことに
挑戦したい！
未知の世界に
チャレンジ
するのは
楽しそう
まだまだ
できるはず
新しい経験により、
脳の使われていなかった
部分が活性化

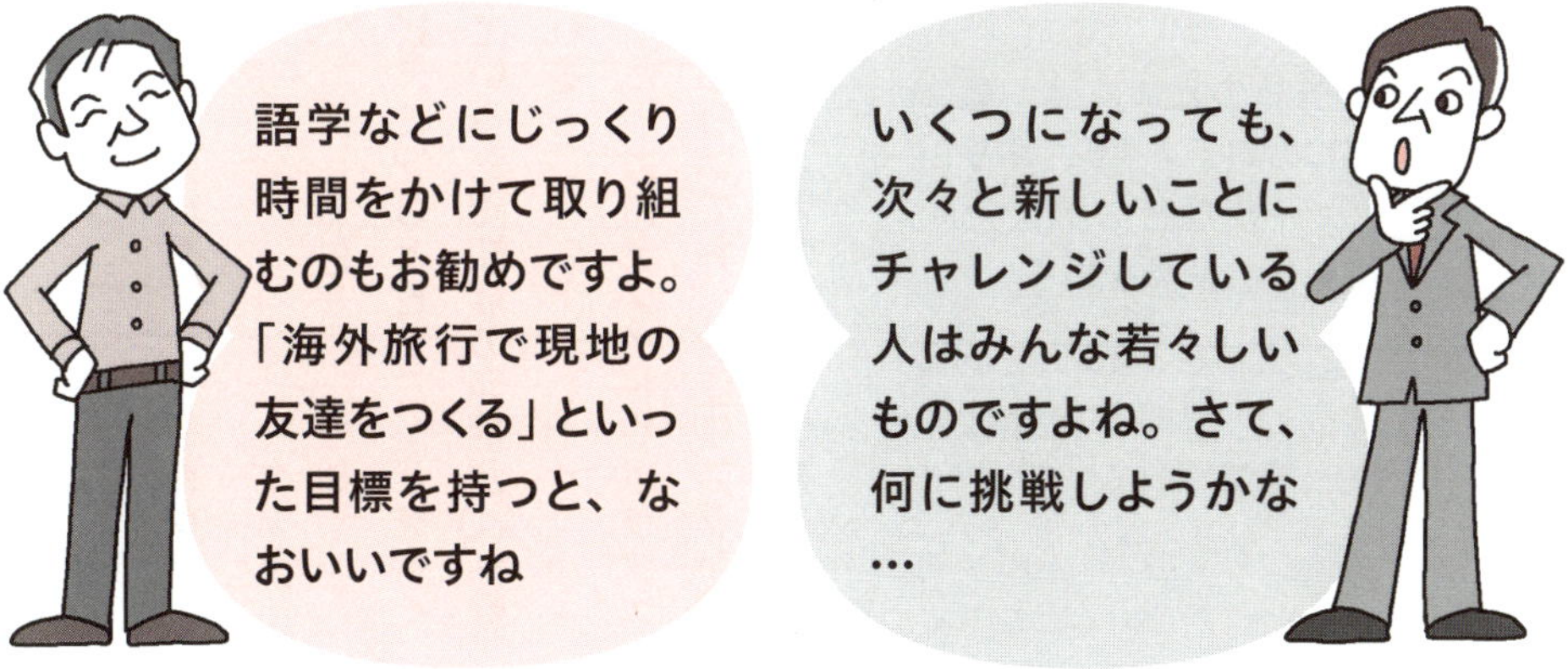
語学などにじっくり時間をかけて取り組むのもお勧めですよ。「海外旅行で現地の友達をつくる」といった目標を持つと、なおいいですね
いくつになっても、次々と新しいことにチャレンジしている人はみんな若々しいものですよね。さて、何に挑戦しようかな…

CHAPTER 5-11

果物や野菜をあまり食べないのはNG

好き嫌いが多く、「野菜はちょっと……」という人は脳のためにも食生活を見直すことを考えましょう。

高齢になってくると食も細くなってきますし、果物や野菜を好まない人は、身体にいいとわかっていても、なかなか手が伸びないかもしれません。

しかしながら、**老化予防のためには抗酸化物質の摂取が有効**です。食事はバランスよく、多くの品目を食べることが望ましいのは大前提として、なかでも**意識的に抗酸化物質を含む食品を摂る**ようにしたいものです。

抗酸化物質には、ビタミンCやビタミンEのほか、緑黄色野菜に含まれるカロテノイド（βカロテン、リコピン等）や、ポリフェノール（アントシアニン、カテキン、ルチン、イソフラボン、セサミン、クルクミン、レスベラトロール等）があります。「ロッテルダム・スタディ」では、ビタミンC、ビタミンE、カロテノイド、ポリフェノールなどの摂取について調査しており、その結果からは、**ビタミンCとビタミンEを多く摂っていると認知症の発症が20％軽減される**ということがわかっています。また、**カロテノイドやポリフェノールについても、発症リスクが軽減されることがわかっています。**

CHECK POINT

★老化予防のためには、意識的にカロテノイド、ポリフェノールなどの抗酸化物質を含む食品を摂る

★ビタミンC、ビタミンEを多く摂ると、認知症の発症が20％軽減される

図5-11

カロテノイド、ポリフェノールなどが多く含まれる食品

ビタミンC	レモンなどの柑橘類、イチゴ、キウイ、ブロッコリー、カリフラワー、ほうれん草、ジャガイモ
ビタミンE	オリーブオイル、大豆、アーモンド、落花生、イクラ
βカロテン	ニンジン、カボチャなどの緑黄色野菜
リコピン	トマト
アントシアニン	ブルーベリー、カシス、ブドウ、黒豆
カテキン	緑茶、紅茶
ルチン	そば、アスパラガス
イソフラボン	豆腐、納豆、油揚げ、きなこ
セサミン	ごま、ごま油
クルクミン	ウコン、カレー
レスベラトロール	赤ワイン、アーモンド、ココア

野菜や果物のほか、豆類、ナッツ類、ごま、オリーブオイルなどを意識的に摂ることが大切

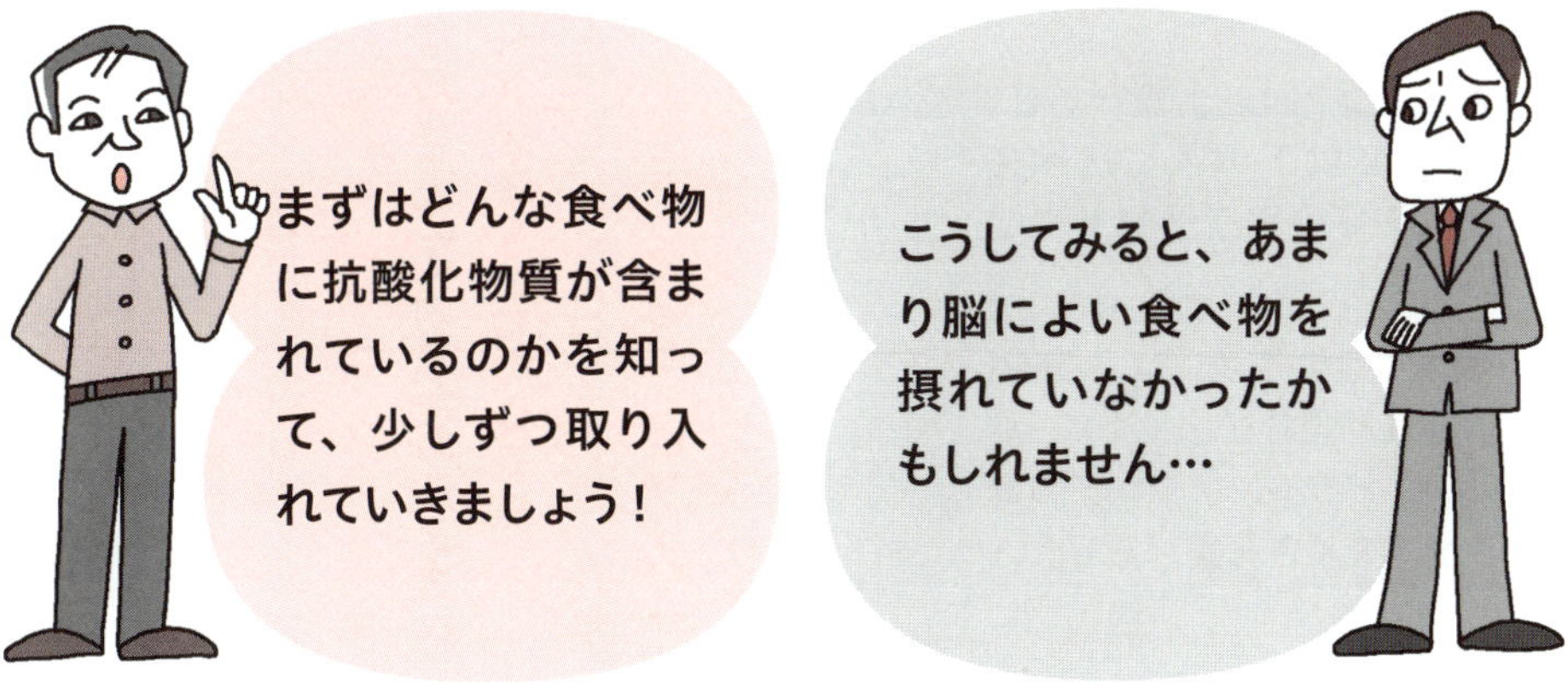
まずはどんな食べ物に抗酸化物質が含まれているのかを知って、少しずつ取り入れていきましょう！
こうしてみると、あまり脳によい食べ物を摂れていなかったかもしれません…

肉ばかり食べていると認知症リスクが高まる

良質なタンパク質を摂ることは大切ですが、肉ばかりに偏るのはNG。魚を食べることの効果を知りましょう。

日本人の魚離れはかなりのスピードで進んでいるようです。みなさんも、ここ1週間で魚をどれだけ食べたか、思い出してみてください。ご飯やパン、肉ばかりを食べて、あまり魚を摂っていない人が多いのではないでしょうか。

魚をたくさん食べると、認知症になりにくいと言われます。実際、「ロッテルダム・スタディ」では、**動物性脂肪や総脂質の摂りすぎ、魚を食べないことなどが、認知症を発症するリスクを高めている**ことが明らかにされています。また、タフツ大学の人間栄養研究センターの調査によれば、**週2回魚を食べている人は、月1回以下の人に比べて認知症の発症が41％少ない**そうです。

このような研究から、脂身の多い肉を食べすぎないようにし、魚を食べる回数を増やすことが認知症予防につながると言えます。

魚には白身魚や青魚がありますが、**認知症予防に効果があるとされるDHAを多く含むのは青魚**です。青魚とは背が青い魚のことで、食卓によく上がるものとしては**ブリ、サバ、イワシ、アジ、サンマ、サケ、マグロ、ニシン**などがあります。

CHECK POINT

★魚を週2回以上食べると、月1回以下の人に比べて認知症の発症が41％少ない

★認知症の予防には、DHAを多く含むブリ、サケ、サバ、イワシ、アジなどの青魚をたくさん食べるとよい

図5-12 魚を食べる頻度を増やし、認知症リスクを下げる

週に2回魚を食べる人

月1回以下しか
魚を食べない人

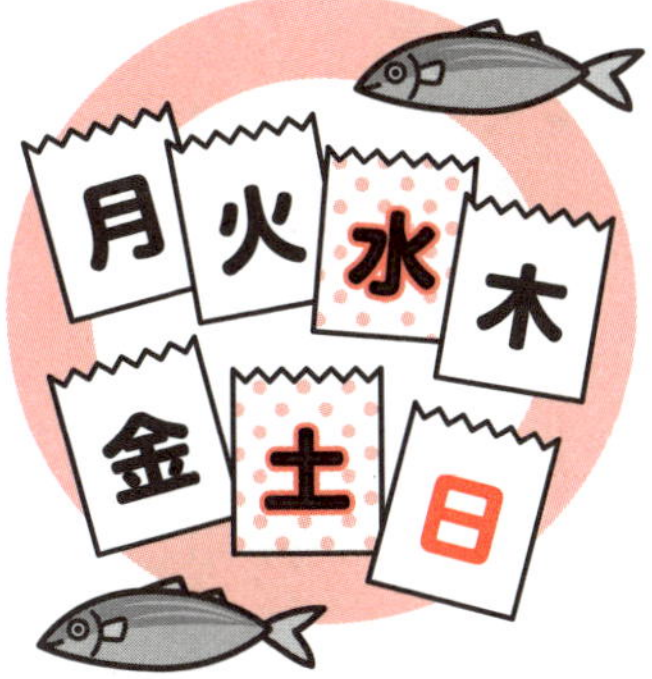

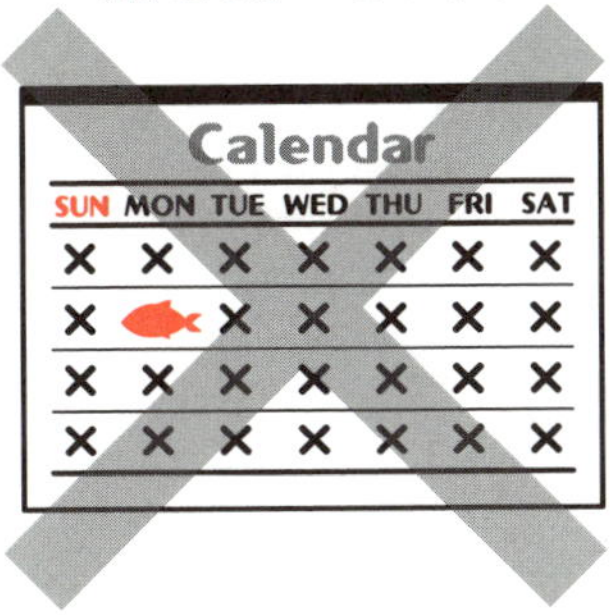

- 動物性脂肪や総脂質の摂りすぎが**認知症リスクを高める**
- 週2回魚を食べている人は、月1回以下の人に比べて
  認知症の発症が**41%低い**

↓

**脂身の多い肉は食べすぎないようにし、
魚を食べる回数を増やす**

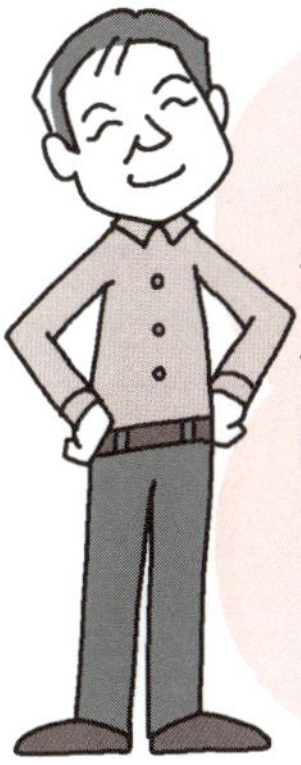

外食のときも魚を食べられるお店を意識的に選ぶなど、工夫してみてくださいね！

昔から肉が好きで、魚はあまり食べてこなかったんですが、これからは積極的に食べたいと思います

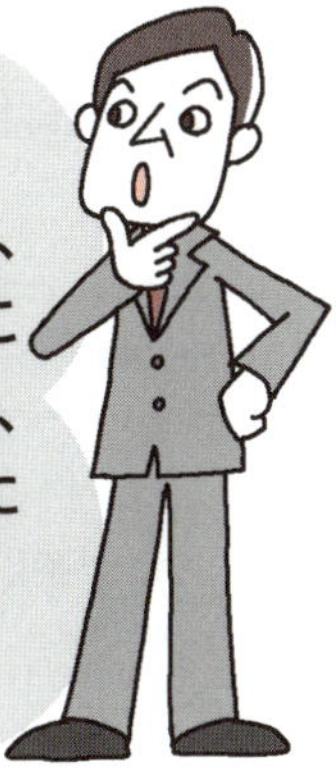

CHAPTER 5-13

「緑茶」を飲む習慣がないのは宝の持ち腐れ

仕事の合間などに一息つくとき、何を飲むでしょうか？
日本人にとって身近な「緑茶」を見直してみましょう。

最近はいたるところにカフェがありますし、コンビニでもおいしいコーヒーが飲めるとあってコーヒーが大流行りのようです。ですがその分だけ、お茶を飲む人が減っているのかもしれません。

緑茶にはカテキンなどの抗酸化物質が豊富に含まれています。緑茶を飲む頻度によって認知機能がどう変わるのかについては、２００６年に発表された東北大学大学院医学系研究科の調査が参考になるでしょう。70歳以上の高齢者１１７３人を対象に行われた調査では、**週に緑茶を3杯までしか飲まない人に比べ、1日に緑茶を2杯以上飲む人たちは、認知障害を持つ割合が54％低い**ことがわかっています。

なお、紅茶、コーヒー、ウーロン茶についても関連を調べたところ、いずれも緑茶のような関連は見られなかったそうです。

緑茶は脳梗塞を予防するとも言われています。認知症を予防するという観点からは、脳梗塞を起こさないようにすることも大変重要ですから、**1日2杯以上を目安に「緑茶で一服」する習慣**をつけてはいかがでしょうか。

CHECK POINT

★緑茶には抗酸化物質「カテキン」が多く含まれる

★緑茶を飲む習慣があると、認知障害を持つ割合が下がる。このような関連性は、紅茶やコーヒー、ウーロン茶には見られない

図5-13 緑茶は1日2杯以上飲んだほうがよい

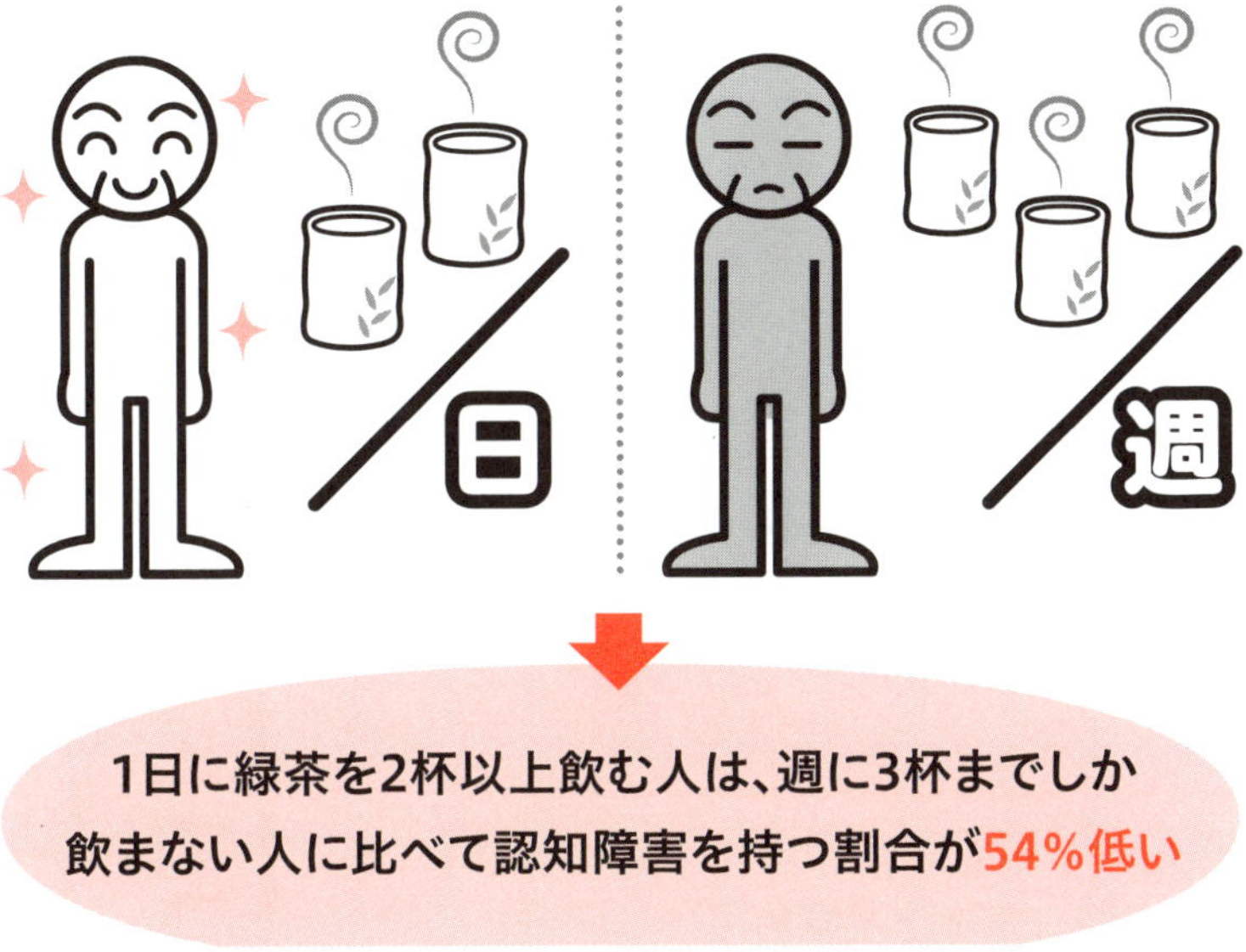
日
週
1日に緑茶を2杯以上飲む人は、週に3杯までしか
飲まない人に比べて認知障害を持つ割合が54%低い

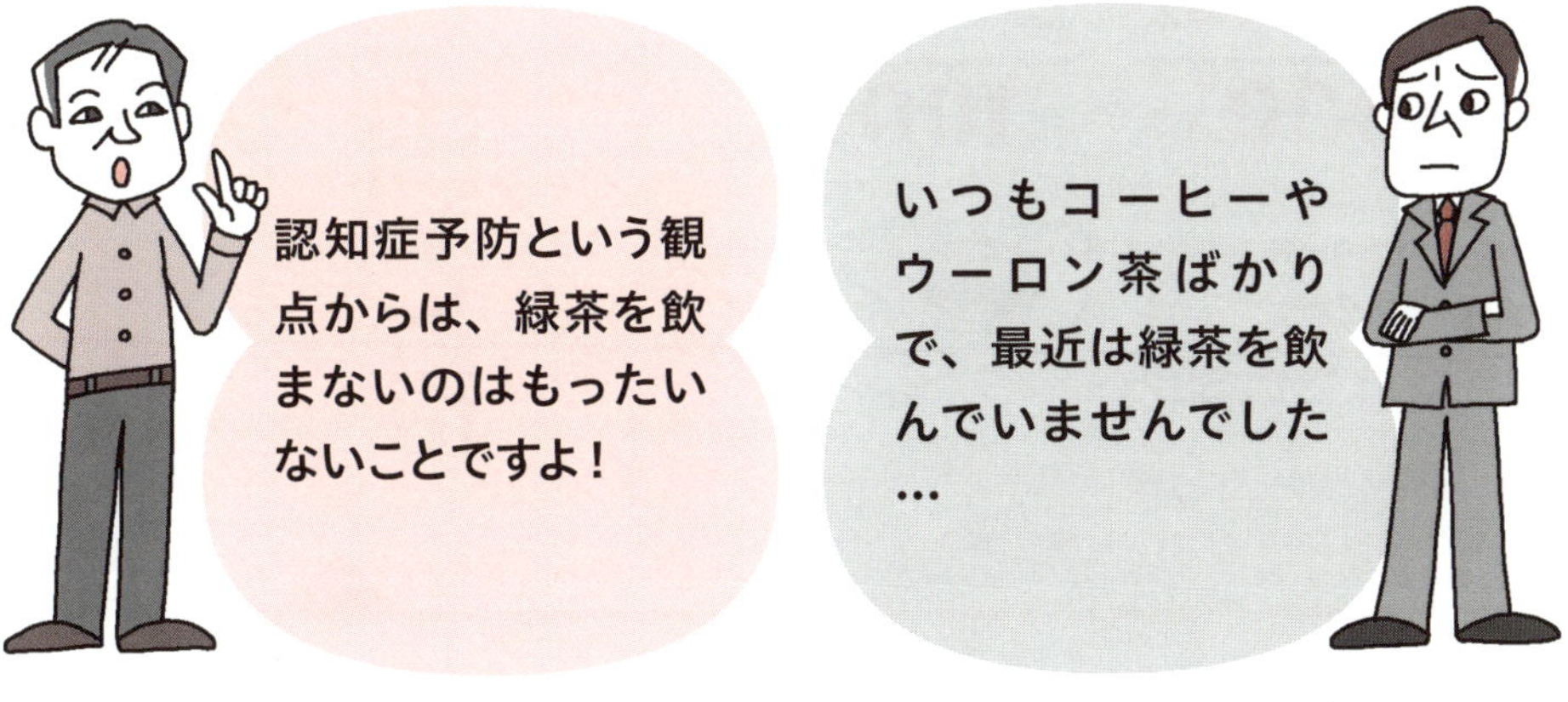
認知症予防という観点からは、緑茶を飲まないのはもったいないことですよ！
いつもコーヒーやウーロン茶ばかりで、最近は緑茶を飲んでいませんでした…

インド人がアメリカ人より認知症を発症しにくい理由とは

カレーを食べると、認知症になりにくいという説があります。実際、疫学研究で65歳以上のインド人とアメリカ人を比較したところ、アメリカ人では認知症の発症率が1000人中17・5人だったのに対し、インド人は4・7人でした。カレーを食べるインド人の認知症発症率は、アメリカ人の3分の1以下ということです。

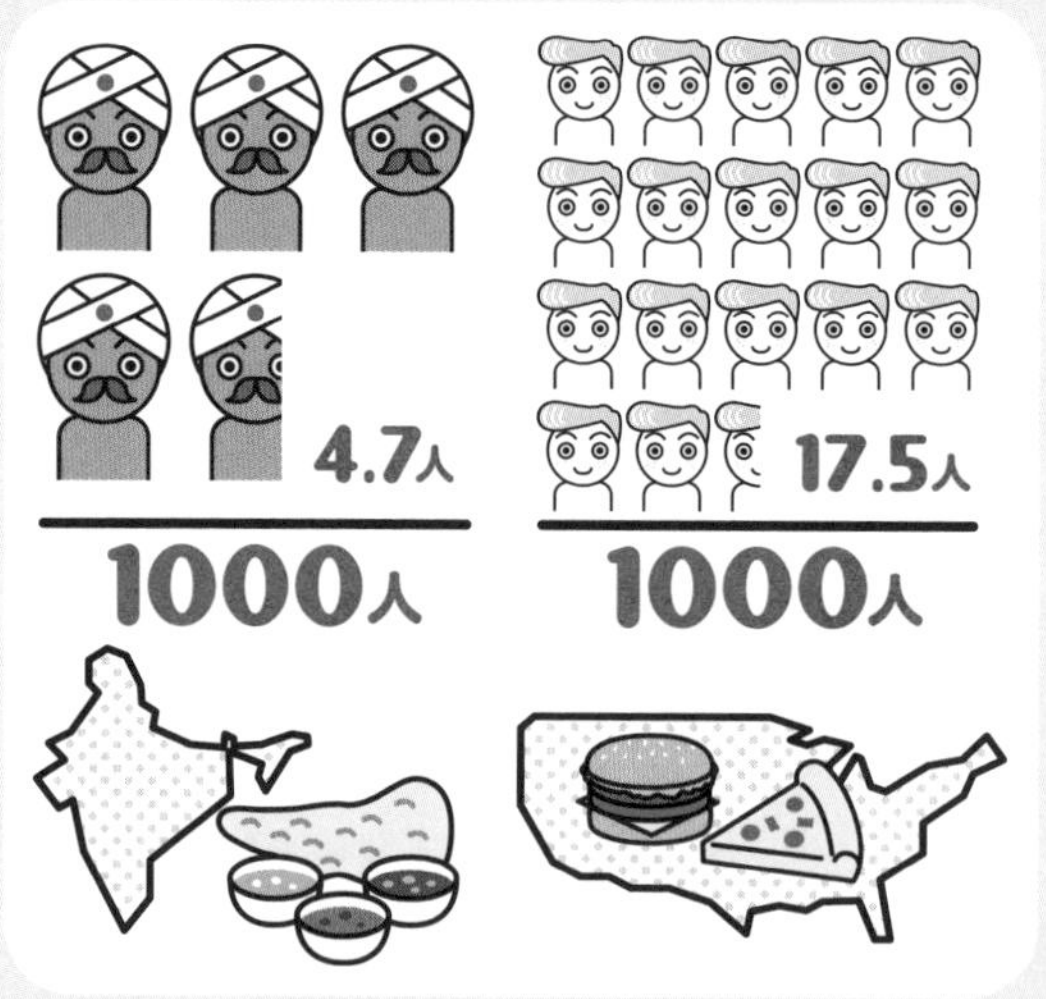

カレーに含まれるクルクミンのパワー

カレーにはウコンという多年草の植物が

Column

使われています。カレー粉の色をつくり出しているのは、ウコンに含まれる「クルクミン」というポリフェノールです。インドや中国では大昔からクルクミンがさまざまな病気の治療薬として使われており、がんのリスクを抑えることも多くの研究で示されています。

このほか、糖尿病、肥満、高脂血症といった生活習慣病や慢性疾患を予防する効能もあると言われています。

アルツハイマー病予防という点では、UCLAの研究グループが行った実験が参考になります。報告によれば、運動とクルクミンの投与を同時に行うことで、「脳のゴミ」の元になるタンパク質が低減したということです。この結果からは、クルクミンに認知症予防の効果があると考えられるでしょう。

カレーを食べると脳の温度も上がる

カレーがアルツハイマー病予防に効果があるとされるのは、クルクミンを摂取すると体温が上がり、脳の温度も上がるのが理由の一つではないかと思います。

脳の温度が上がれば、血流も活発になり、脳に栄養分が届くようになります。一方で、脳の温度が下がると、悪いタンパク質が増えてしまいます。UCLAの研究は、運動とクルクミンの相乗効果による体温上昇と血流の増加がカギと言えそうです。

カレーを食べないと認知症になりやすくなるというわけではありませんが、「今日は何を食べようか」と迷ったときなどは、脳のためにもたまにはカレーを食べることをお勧めします。

髙島明彦（たかしま・あきひこ）

理学博士。学習院大学理学部生命科学科教授。1954年長崎県生まれ。九州大学理学部卒業、同大学理学部大学院生物学研究科修士修了。佐賀医科大学、米国国立衛生研究所、三菱化学生命科学研究所などの研究員を経て、97年から理化学研究所脳科学総合研究センターのアルツハイマー病研究チーム・チームリーダー。2011年から国立長寿医療研究センター分子基盤研究部長。2016年から現職。

装丁・カバーイラスト／荒井雅美（トモエキコウ）
構成／千葉はるか（Panchro.）
デザイン・イラスト・DTP／千葉さやか（Panchro.）

※本書は、平成26年7月に幻冬舎新書より刊行された『淋しい人はボケる　認知症になる心理と習慣』を一部修正、最新情報を入れて改訂したものです。

図解　孤独は脳に悪い

2016年8月10日　第1刷発行

著　者　髙島明彦
発行者　見城 徹

発行所　株式会社 幻冬舎
〒151-0051　東京都渋谷区千駄ヶ谷4-9-7

電話　03(5411)6211(編集)
　　　03(5411)6222(営業)
　　　振替00120-8-767643
印刷・製本所　株式会社 光邦

検印廃止

ISBN978-4-344-02979-8　C0095
幻冬舎ホームページアドレス　http://www.gentosha.co.jp/

この本に関するご意見・ご感想をメールでお寄せいただく場合は、
comment@gentosha.co.jpまで。